Smile71

Smile71

Smile71

Smile71

診療間裡的偽醫學

5分鐘破解醫學謊言，有效避開要命的隱形危機

LIES MY DOCTOR TOLD ME: Medical Myths That Can Harm Your Health

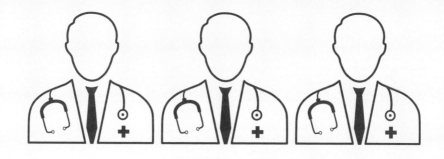

肯恩・貝里醫生（Ken D. Berry, MD）—著

謝明珊—譯

健康smile 71

診療間裡的偽醫學：

5分鐘破解醫學謊言，有效避開要命的隱形危機

原書書名　LIES MY DOCTOR TOLD ME: Medical Myths That Can Harm Your Health

原書作者　肯恩・貝里醫生（Ken D. Berry, MD）
譯　　者　謝明珊
封面設計　柯俊仰
主　　編　劉信宏
總 編 輯　林許文二

出　　版　柿子文化事業有限公司
地　　址　11677 臺北市羅斯福路五段 158 號 2 樓
業務專線　（02）89314903#15
讀者專線　（02）89314903#9
傳　　真　（02）29319207
郵撥帳號　19822651 柿子文化事業有限公司
投稿信箱　editor@persimmonbooks.com.tw
服務信箱　service@persimmonbooks.com.tw

業務行政　鄭淑娟、陳顯中

初版一刷　2020 年 8 月
定　　價　新臺幣 360 元
I S B N　978-986-98938-6-2

Printed in Taiwan 版權所有，翻印必究（如有缺頁或破損，請寄回更換）
歡迎走進柿子文化網 http://www.persimmonbooks.com.tw
臉書搜尋 60 秒看新世界
～柿子在秋天火紅 文化在書中成熟～

國家圖書館出版品預行編目 (CIP) 資料

診療間裡的偽醫學：5 分鐘破解醫學謊言，有效避開要命的隱形危
機 /
肯恩 . 貝里 (Ken D. Berry) 著；謝明珊譯 .
-- 一版 . -- 臺北市：柿子文化，2020.08
　面；　公分 . -- (健康 smile；71)
譯　自：Lies my doctor told me : medical myths that can harm your
health
ISBN 978-986-98938-6-2(平裝)

1. 醫學 2. 營養學

415　　　　　　　　　　　　　　　　　　　　　　　109010000

來看看醫學裡藏著哪些大謊言

李思賢，家庭醫學科醫生

　　因為同樣身為推廣生酮飲食的家庭醫生，Dr. Ken Berry 是我剛踏進這個領域前幾位認識的專家，初次接觸到 Berry 醫生是從 YouTube 上他自己錄製的影片。Berry 醫生是一位在影片裡不接業配的 YouTuber，他講的內容顛覆一般大眾的醫療「常識」，卻讓人沒辦法反駁他。

　　我記得小時候某位老師曾跟我說過，「老師現在在學校教你們的知識有一半是假的，但問題是，老師也不知道是哪一半。」Berry 醫生做的就是幫大家把錯誤的地方挑出來，而且我把書裡的知識應用在我的病人身上，常常得到比我預期還要好的效果。

　　我自己的門診常常會遇到新診斷糖尿病的病人，糖尿病在傳統觀念裡就是種慢性病，一旦被診斷了就等於要吃一輩子的藥，但是當我把精緻糖類以及容易上升血糖的碳水化合物從病人的飲食中拿掉（如果病人有乖乖遵守），病人常常都可以在不吃藥的情況下將自己的血糖值降到一個令人開心的數字。

　　再來就是骨質疏鬆，大家的觀念就是要喝牛奶，但是根據 Berry 醫生的說法，牛奶補充骨質的效果並不大，甚至可以說，有反效果。於是我開始鼓勵病人「不喝牛奶」，補充維生素 D 和多吃深綠色蔬菜，我的病人可以在六個月之內從比較嚴重的「骨質疏鬆」進步到「骨質缺乏」，離正常的骨質密度已經不遠了。

　　這些效果讓我更相信，我們應該用開放的心胸來接受任何違背傳統觀念的知識，就像本書的原文書名一樣，醫生會說謊，但是是一些連醫生自己都不知道的謊。你準備好看看我們的醫學藏著哪些大謊言嗎？好了，就翻頁吧！

一切有為法，如夢幻泡影

呂應鐘，台灣中華自然醫學教育學會創會理事長

當閱讀這本書稿時，心情相當沉重，相當複雜，也相當興奮。

沉重的是書中說：「醫生最清楚你的健康，醫生對醫學瞭若指掌，其實都是最根深蒂固、欺騙人最深的謊言……」這跟大家的認知完全不一樣。

又說：「如果你盲目相信醫生的建議，而他說的又是錯的，你和家人都會受苦。那個給你錯誤建議的醫生，總有辦法四兩撥千斤，大多數醫生就算給出錯誤建議而傷害病人健康，還是可以呼呼大睡不受影響。」更是令人心情沉重。

心情複雜的是書中說：「很少醫生會保持幹勁十足，永遠對醫學和照護滿懷熱忱，大多數醫生很快就安於陳規，只保留最低限度的學習，以符合醫學會現有的規定，甚至做得心不甘情不願。」

多年前認識的某位醫學會理事長，在一次聚會時親口向我說：「台灣的醫學教育完全失敗，醫學院只重視教科書的傳授，完全是背課本知識，在學時考試成績好的同學們，畢業後就停頓了，不再進修，在學術領域上大都沒有成就，也少有成為明醫（不是「名醫」）的。現在的醫生絕大多數畢業後就不再做學問，只想猛賺錢。」

而心情興奮的是：本書所述與我二十年來深研西醫學、中醫學、營養醫學之後的整體心得完全一樣。

　　我在二〇〇〇年八月罹患腫瘤之後，便深入研讀有關西醫學的各種資料與書籍，也研究自然醫學與能量醫學。二〇〇一年九月出版第一本《我的腫瘤不見了》之後，二十年來一共出版十三部抗癌與營養健康書籍，相當熟悉西式醫療的困境。

　　每年都有很多病人看了書來找我，我就整合二十年對西醫、中醫、營養醫學、信息醫學的了解與實務經驗，協助他們健康。

　　書中說：「每天至少要喝八杯水」是謊言！「多運動，體重就會減輕」是謊言！「喝牛奶很好，可以讓骨骼強壯」是謊言！「飲食過量的鈣質，可能導致腎結石」是謊言！「紅肉對身體不好，會提高罹患大腸癌的風險」是謊言！「吃鹽會提高你高血壓、心臟病和中風的風險」是謊言！「吃炭火炙燒的肉，會提高你罹患大腸癌的風險」是謊言！「膽固醇濃度高很危險，會提高你心臟病發的風險」是謊言！「攝取飽和脂肪，會導致膽固醇過高、過胖和心臟病」是謊言！等等，非常精彩。

　　是的，完全沒錯！這些內容顛覆了一般人經常被教導的健康與醫藥常識。相信不少人一時無法接受。

　　但在此我仍然要誠懇地勸大家相信，我已年過七十，每天補充天然完整胺基酸補充品，全身肌肉結實，走起路來，像個四、五十歲的人。

　　原文書名 LIES MY DOCTOR TOLD ME 直接翻成中文是《我的醫生告訴我的謊言》，副標是「可能危害健康的醫學神話」（Medical Myths That Can Harm Your Health），真正的呈現出整本書的精神。

　　總之，作者以誠實、循證的方法揭穿了許多關於保健和現代醫學的普遍信念，與許多醫學專業人士講的不同，點出了一般人習以為常的醫學謊言，值得大家參考，以獲得真正的健康。

懂得越多，就越能掌握自己的命運

陳世修（Martyn），臉書「了解生酮飲食 - 以及你無法成功減肥的真相」社團創辦人

　　我知道貝里醫生已經很久了，他也是我固定追蹤的自然療法醫生之一，貝里醫生本身也是主流醫學僵化下的受害者之一，我發現很多自然療法界的醫生本身都有很多疾病，而主流醫學幫不上忙，直到他們嘗試新的方式，問題才得到解決。

　　並不是說主流醫學是錯誤的，而是大家都一定是有部分錯誤，否則很多觀念為何都是一陣子就必須翻新一次？像是受傷冰敷熱敷的開創者，自己也勇於推翻自己的觀點，這是非常不容易的事情。

　　今天認為對的事情，很可能明天就變成是錯的，而做學問第一件事情就是要勇於質疑，即使你面對的是權威，依然如此。這一本書會超級顛覆現在人的觀念，因為裡面的觀念都跟你一直以來，甚至到現在醫生還是都這樣跟你講的觀念不同。所以，你觀看這本書時會很害怕。

　　我的膽固醇太高了！醫生跟我說，我有隨時中風的風險！

　　可是為什麼我身體感覺很好？吃了降膽固醇藥物反而不適？可是這是醫生說的，我怎麼可以質疑專業？

　　醫生說不吃纖維會便祕，我都沒什麼吃纖維，可是排便很順暢，吃多了纖維反而便祕了，可是大家都這樣說，我是應該相信自己還是相信專業？

　　醫生說沒有吃早餐會變笨，會膽結石，但我沒吃感覺更好，吃了反而昏沉變胖，我到底要不要吃？

　　醫生說沒有攝取碳水化合物會變笨，但我沒吃感覺更好了，我應該聽醫生的話繼續吃嗎？

　　為什麼不相信自己的感覺？為什麼不可以相信自己的感覺？專業為什麼不可以質疑？他是不是權威，跟他的建議確實解決不了你的問題，有什麼關係？

　　這本書可以拓展你的視野，你也可以照著書中的知識去實驗，看看到底哪一種方式才會讓你感覺更好，讓結果說話，理論如果沒有奏效，那也就只是理論不是嗎？

　　書中很多知識我都是自己親身經歷過的，所以我也很放心的跟大家推薦這本書，懂得越多，你就可以把更多的命運握在自己手上，誠摯的推薦給大家，這是一本必定要收藏的書。

我們該懂得如何找出真相

張誠徽（Adam），「亞當老師說生酮」YouTuber、「亞當老師・酮享健康」粉絲專頁版主

　　醫生是一個很辛苦也很困難學習的職業，責任跟壓力非常的大，畢竟人命關天；醫生也是平凡人，經由不斷學習跟磨練後，才有資格成為醫生，但他不是神，不能無所不知，不能起死回生，也有他的限制，所以我們對醫生要有正確的認知跟期待。但是，能夠經過醫生的課程與訓練，並拿到醫生執照，醫學領域的訓練確實是優於一般大眾的，這也是我們不能否認的。

　　醫學自古以來就有很多不同領域，中醫、古印度醫學、西醫、自然醫學、順勢醫學、每個領域都有其擅長之處。以人類如此短暫的生命，要精通各種醫學之精髓實屬不易。所以，我們對醫生也不能有錯誤的期望，而是要把醫生當成是一個學有專精的諮詢對象與戰友。

　　作者是一位醫生，所以非常了解醫生的教育養成方式及其職業特性，所以最能客觀的描述身為醫生不熟悉、不擅長的領域是什麼，例如：營養；而西方醫學的優勢應該用在哪裡？例如：急救。所以我們可以藉由作者的眼光，去了解醫生到底是扮演什麼樣的角色與常犯的錯誤是什麼（如常被「刻意」完成的研究報告誤導），還有很多醫生的身不由己，從而讓我們找到與醫生正確相處與合作的方式。

　　我常說「健康」是由各種生活習慣堆疊而成：正確的飲食與運動方

推薦序

式、平靜愉悅的心情、還有優良的睡眠品質。所以，健康的七十％掌握
在自己的手上，大部分的健康是可以經由自我健康管理而達成的，「預
防勝於治療」也是每個人都熟悉的道理，只是我們是否知道正確的執行
方式，與是否落實在生活當中每一刻而已。

　　現在是資訊爆炸的時代，錯誤資訊也很多，本書點破了很多謊言，
也點醒我們如何去找尋真相，藉由本書，每個人都可以學習到正確的知
識，最終才能找到真正屬於自己的不老之道！

醫生在想什麼？這本書告訴你

撒景賢，臉書「酮好」社團創辦人

你有沒有這種經驗，在網路上查了好久自己遇到的症狀，帶著一疊資料，鼓起勇氣去看醫生，醫生看了一眼，就默默的開藥，等了一個小時，三分鐘就看完了，想要跟醫生討論自己查的資料，但是被嗤之以鼻，甚至還會說你以後就自己上網查就好了，幹嘛看醫生。最後依照處方吃藥，但情況還是沒有改善，反而導致一堆的副作用。

你會不會在想，這個醫生到底在想什麼呢？今天就讓 Dr. Ken Berry（拉長音，歡呼）來告訴你，醫生自己在想什麼。

Dr. Ken Berry 為了解決自己過重的問題，開始嘗試生酮，這讓他發現自己過去所學全錯了，然後從一個肥胖的家醫科醫生，變成體態勻稱，並且有一百萬訂閱的金牌 YouTuber，這本書就是他身為醫生的反省與自白。

醫生有兩種，生酮跟不生酮的。我在研究生酮飲食的過程中，遇到許許多多國內外的醫生與研究人員，我發現生酮醫生總是精神抖擻，身體健康，充滿好奇心，半夜不睡覺還在開研究，每次有什麼新發現就會急著分享。反觀聽到生酮就皺眉頭的醫生，常常都是挺著肚子，跟你說生酮只能短期，吃久了會死掉。

身體健康是一個人最終極的研究，這是為自己更是為家人負責的態度。本書就是一個全新的起點，指出最常見的誤區，讓你可以重新檢視

自己的健康概念。當概念改變後，下一步就是找到合適的醫生。

　　Dr. Ken Berry 說：「改變你醫生的看法，不然就改變醫生的名字。[1]」而且還提供一個簡單的方法，可以一秒分辨（激怒）醫生，也就是直接跟他說：「我在生酮，你覺得如何？鹽在我的口袋裡，培根在袋子裡，研究論文在車上，我現在去拿。」看看這位醫生的反應，馬上就可以知道要不要換醫生了。

　　如果這樣還不能說服你購買此書，以下是最後一個理由了。

　　你覺得這麼好的小鎮醫生，到處分享生酮的好處、正確的健康觀念，應該從此過著幸福快樂的日子吧。但是，他的家與診所在二〇一九年底居然被人縱火[2]，幸好無人傷亡，但是他一切歸零，全部重來，到現在都還在重建中。你買這本書得到好知識，他可以多吃一塊健康的肥肉，大家都受益。

註1：原　文　為「change your doctor or change your doctor.」
　　　Dr. Ken Berry: Lies My Doctor Told Me https://youtu.be/
　　　x0leZ47e8Yk?t=2204
註2：二〇一九年的田納西小鎮縱火案，賞金五千美金。ttps://www.
　　　facebook.com/TBInvestigation/posts/3057916864235746

這本書很酷！

鄭匡寓，酮好管理員、生酮運動員

　　這個醫生很挑釁，但很酷。肯恩・貝里這本書在亞馬遜網站持有九成的五顆星評價，另外，在好讀網高達 4.46 分（滿分 5 分）。這本書不能只讀一次，或者，你也該買一本送給你朋友。

　　閱讀過蓋瑞・陶布斯（Gary Taubes）《好卡路里，壞卡路里》以及許多營養學的新書籍之後，在肯恩・貝里這本書也會嗅聞到類似的味道。你不能只定義他們是醫療人員、記者，甚至是醫生、研究員。對我而言，肯恩更像是健康營養歷史學家，肩負著人類健康的未來使命。

　　肯恩・貝里解讀許多回顧研究，與許多人討論、分析，放下已有知識的羈絆。如序言所說，這不是一本批鬥醫生的書，而是希望人們能夠更投入心力、時間去學習自我保健。正如湯馬斯・佛里曼（Thomas Friedman）在《世界是平的》所談到的，隨著資源開放共享與免費平台，一般人與專業人士的知識距離將會縮小，而強調個人化設計的營養餐盤與健康規劃，將會是未來的趨勢。

　　再說一次，肯恩・貝里醫生很挑釁，但很酷。這本書滿滿的知識，分階段地從歷史、改善作法與功課都交給讀者。他不是要讀者成為醫生，而是讓健康成為一種主動選項，正如你購買這本書，就對健康許下了一份承諾。

序言

　　一翻開這本書，就感覺有人跟我一樣怒火中燒。肯恩‧貝里醫生以淺顯易懂的文字，寫下醫療界令人悲哀、對病人有害的怪毛病。這本書之所以取這麼直白的書名，就是看不慣特定的醫療資訊揮之不去，這個書名會讓人提高警覺，我覺得很好。

　　這本書是病人的急救箱，對醫生和其他人也是如此。

　　這不是一本「批鬥醫生」的書，而是提供大家充足的資源，公開討論醫療保健的選擇。一方面，病人想要也需要更充足的資訊，另一方面，醫生必須有能力公開討論病人所查到的醫療資訊。「相信我，我是醫生」這句格言，再也不像以前那麼有說服力了。

　　現在醫生對病人要負起更多責任，唯有不限醫學領域、多方閱讀與涉獵，才能夠「全身而退」。你可能剛好也是醫生，也完全認同你在本書中讀到的內容，但是看著看著卻越發覺得坐立難安……我跟你保證，全球有太多醫生都在疾呼這本書提到的迷思。我到處走訪，跟別人聊天，更加確信這種情況。

　　病人必須清楚這些常見的謬誤與迷失，尤其這些是看診時容易聽到的謊言。

　　這本書不是要抨擊特定的醫生，而是要反省醫生所受的醫學教育，表面上標榜有益人體健康，但明明深受既得利益（包括製藥和食品產

業）和意識形態偏見左右。當你越深入了解，越覺得產業和意識形態的焦點，早已左右了醫學研究結果，其中「營養科學」受到最嚴重的操弄，這本書也會花一些時間揭發營養學的迷思。

我們圈內人要負起最大的責任，因為是我們開始把「營養科學」跟「醫療科學」混為一談。事實上，食品產業從一百年前開始提倡「營養科學」，主要是為了提高利潤、增添口感、拉長賞味期、方便運輸，最後才是考慮健康。然而，醫療科學應該以科學方法為基礎，納入觀察、假設、測試、結論，以及謹慎執行和持續評估。這個天大的疏忽，導致我們混淆營養科學和醫療科學，而把營養科學稱為「科學」，這堪稱人類有史以來最嚴重的健康悲劇。

我揭發醫學迷思的過程，其實與作者肯恩有點類似。明明我已奉行神話般的傳統學醫準則，身體仍然出了不少毛病，為此付出慘痛的代價。當我開始挑戰那些根深蒂固的信條，尤其是跟營養學有關的概念，才發現這一切只是海市蜃樓，光是去質疑所謂的研究和營養科學，就可以讓這些觀念頓時瓦解。

我很確定肯恩為什麼會請我寫再版序。我是醫生，但卻因勇於挑戰同儕審閱的營養綱領，而遭到「訓斥」，差點被吊銷執照。我會質疑醫院伙食的品質，以及這個問題對病人安全的影響，但也因此遭到懲罰。我會主動建議病人改變飲食習慣，改吃新鮮、在地和當季的食材，以肉類和蔬菜為主，不吃添加糖、大量碳水化合物和缺乏營養的加工食品，卻因此遭到醫院「噤聲」。

與我作對的既得利益者有幾個：一是醫療體制，受困於不知變通的教條；二是穀物食品產業，把我視為麻煩人物；三是醫療登記審查系統，不願承認自身的失敗。

在地方和國際社群許多人的支持下，再加上猶如雙面刃的社群媒

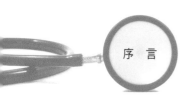

體，常識終於普及開來。我含冤近五年，醫界總算推翻了對我的裁定，正式向我道歉。

我和肯恩是透過社群媒體平台結識的，但從來沒有見過面。我們志同道合，我一直很喜歡與他和其他有遠見的醫療專業人員交流，網路縮短了我們的距離，未來若有機會碰面，肯定會聊個不停。

在任何情況下揭發謊言和行惡者，對任何人都會造成不安的情緒，但這是唯一可以往前邁進，尋求改革的機會。現代社會的健康以及財富岌岌可危，我們孩子的未來懸而未定。我以前主要是關心環境對未來的影響，但是「未來」太遙遠，我們現在人的健康早已危在旦夕。

只可惜，我們的醫療體制並不鼓勵醫生花時間問診，為病人建立正確的醫學觀念，眼看著許多國家的醫療服務，及其伴隨而來的商業模式，都不是要提供這種「奢華體驗」，反之這一百年來卻流行著「吃藥和開刀二選一」模式。

一九三○年代悉德尼・波威爾博士（Dr. Sydney Burwell）還在擔任哈佛醫學院院長時，曾經在晚餐會說了這段名言：「你們在醫學院學到的東西，有一半會在十年內證明是錯誤的，但問題是你們的老師並不知道是哪一半。」這段話發人深省，至今依然受用。

我從事醫療工作三十五年了，在唸醫學院學到的東西，現在至少有一半過時了。因此現在至少有一半的指導方針是錯的，如果一直抱著過時的知識不放，可能對整個社群有害。

我擔心當醫生把那些指導方針奉為圭臬，這些觀念會變得根深蒂固。有異議的人並不會受邀參加指導方針建議委員會，該如何挑戰這些受到製藥和食品產業等既得利益者左右的指導方針，已經成為醫療進步的一大阻礙。很多醫生深怕會觸怒領導機構，不敢採取實際行動來維護醫療品質，以最新資訊來評估現在的醫療行為。

醫學界正處於交叉路口，現在該是挑戰典範的時候了。無論醫生要不要起而行，我們的病人都已經透過社群媒體和網路，為我們挺身挑戰這些典範了。

醫生必須為病人負責，身為醫生的你，可能不完全同意這本書所有的觀點，但你一定要知道這些二〇一九年熱門話題。如果你無法跟病人討論這些話題，病人會對你失去信心。我幾乎每天都聽到病人說，他們不相信他們的醫生；在我剛開始當醫生的那個年代，這種情況還沒有這麼嚴重。

我一直是反抗權威典範的醫生，這才是對我的病人來說正確的道路。肯恩提醒我們，挑戰「指導方針」可能會遇到阻礙，但我和他仍堅持履行這段格言：「科學得受到挑戰，才會進步。」盲目奉行的追隨，並無法讓科學進步，歡迎加入我們的挑戰行列！

蓋瑞‧費特克（Gary Fettke）
內外全科醫學士、醫學專科學院院士（骨科）
骨科外科醫生兼低糖健康脂肪飲食法倡導者
澳洲，塔斯曼尼亞

目錄 CONTENTS

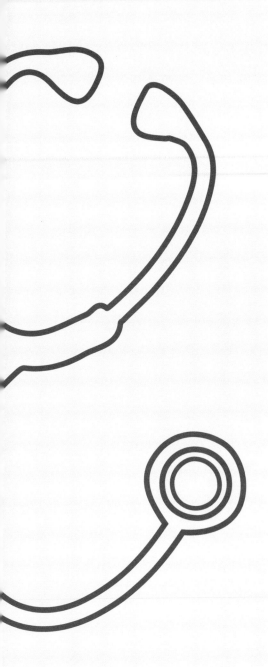

前言 PREFACE

「醫生比疾病更恐怖。」

——法國格言

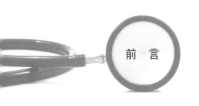

　　這本書可能讓很多醫生不開心；搞不好「你」的醫生就是其中一位。如果真是如此，這是在提醒你，你應該跟醫生重新打好關係，再不然就換一個醫生。

　　你知道的，醫生分成兩大類。最常見的類型是自我感覺良好。這種人可能不太看書，以致荒廢接受醫生專業持續的教育（CME），反正就是沒興趣深入或廣泛的涉獵醫學知識。這種醫生對於醫學會或聯邦政府頒布的最新綱領，一律照單全收，他不在乎「證明」新藥有效的研究是誰出資的，他只想以最少的心力行醫。他相信自己是醫病關係中的老大，也相信自己掌握關鍵的知識，病人應該恭敬地聆聽，絕不可以質疑。

　　如果病人跟這種醫生說，他們想做新的嘗試，或者考慮新的療法，醫生就會開始焦慮、不耐煩或生氣，他似乎不關心每個病人的獨特性。這種醫生相信自己在專業訓練過程中，已經習得所有必備的知識，一點也不想再繼續學習。

　　當病人提出其他可能的治療方式，他可能嗤之以鼻或厲聲斥責；如果病人拿網路上印下來的資料跟他討論，他也會不高興。他會馬上讓病人知道，他才是醫生，沒時間討論這些愚蠢的事情。這種醫生也不會喜歡這本書。

「醫學界有太多的政治算計，做正確的事，反而會惹禍上身。」

　　另一種醫生熱中學習，終生都在學習；他不僅鑽研自己的專科，也會涉獵其他專科。他一直在思考新舊療法，如果病人夠用心，願意好好認識自己的症狀，把自己查到的資料帶來診間討論，反而會讓這種醫生眼睛為之一亮。他覺得自己是病人在醫療保健方面的學習夥伴，而不是一個獨裁者。如果病人提到脊骨神經醫

學（chiropractic）、自然醫學或精油，他也不覺得受到冒犯。如果病人跟他分享影印資料，上面有滿滿的筆記，他會覺得很興奮，因為他知道，病人很關心自身的健康。這種醫生很可能會認同這本書。

這本書不是醫療建議

　　這本書是要鼓勵醫生和病人多多思考，我希望病人能因此重新檢視自己的健康和病症，你有沒有盡最大的努力去改善健康？醫生提供你的是最佳的建議嗎？我要你針對自己的健康，多去閱讀、做功課和思考。這本書鼓勵你採取這些行動，這不是醫學建議，你不應該基於本書的內容，擅自開始、停止或調整服藥，任何藥物的服用、停藥和調整，都應該與你信任的醫生討論。如果不信任現在的醫生，那就換一個新的吧。

　　醫生寫到保健和醫療的主題時，最好不要隨便給醫療建議，醫療建議（medical advice）是一種法醫學術語（medico-legal term），只可以在醫病關係中獲得，不應該出現在書本或網路上。這是醫生在特殊情境下給病人的建議，包括在醫院、診所、急診或遠距醫療等情況。你應該善用這本書的資訊，成為你自己的健康專家，或者善用本書向你的醫生發出聰明的問題，但是不應該光憑本書的內容就擅自調整療程。

如何使用本書

　　你可能不想從頭讀到尾，如果想跳著讀，只閱讀跟你健康有關的章節也無妨。

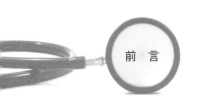

敬請在這本書畫重點做筆記，折頁做記號，或者影印跟朋友分享；我想盡可能幫助更多人，讓他們把健康狀況保持在最佳狀態。每一章最後都會出功課給大家，如果某一章的內容不適合你，你大可忽略那一章的功課；如果你覺得某一章與你的健康特別有關係，做功課就是你鑽研那個主題的大好機會。

這些研究引用自何處？

這本書的終極目標是鼓勵你去思考，我希望你能反思自己的健康狀態，以及任何你所接受的診斷。為了掌握自己的健康，你必須學習自己做功課。

正因為如此，加上我要控制這本書的篇幅，乾脆省略註腳或參考文獻，反正我又沒有要賣東西，也沒有動機誤導你，或者想推銷你吃任何營養補充品、藥粉或藥丸。我只是想要喚醒你，讓你了解自己的健康，以及你所接受的醫療。

因此，我建議你不妨運用 Bing、DuckDuckGo.com 或 Google.com 來搜索任何醫療主題。

等到你準備好深入醫療研究，不妨去逛逛 PubMed.gov 網站，輸入你的關鍵字，一次搜尋全球的醫學研究文章，每當醫生要尋找最新的研究，都會上這個網站。

你只要有網路、一杯咖啡和幾小時研究時間，就可以跟醫生一樣掌握特定醫學議題。如果你可以為自己解答醫學問題，是很棒的一件事；如果做不到，那就印出你研究的內容，寫上筆記，帶去跟你信任的醫生討論，他應該會樂於與你討論你找到的資訊。

「醫生」一詞的使用

為了方便閱讀，我用「醫生」表示所有醫護人員，所以這本書的醫生，也可能是護理師、醫生助理或助產士。這些醫護人員都可能對你說謊，但也可以選擇告訴你真相，把你的健康提升到新的層次。不管你身邊是哪一種醫護人員，這本書都可以改善你們的關係。

Chapter 1

相信老天，不要相信醫生

「醫生醫治他，放了血，給他藥喝，他還是沒有康復。」

——《戰爭與和平》，托爾斯泰（Leo Tolstoy）

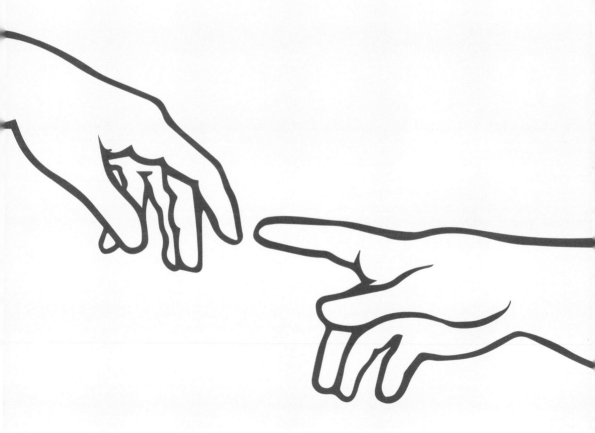

　　你和你的醫生關係好不好？如果關係不好，你應該繼續看下去。如果關係很好，你還是要看，因為你從這本書學到的東西，可以讓這段關係變得更好。

　　我相信你的醫生是親切、善良、體貼的人，但醫生不是超人，也不是上帝。你的醫生要有一定的腦力和好奇心，否則不會成為你的醫生。醫生自從唸大學、醫學院、住院醫生到主治醫生，投注很多的努力與心力，不是每個人都撐得下去的。你的醫生也曾經是幹勁十足，勇於學習，樂於擁抱新事物的醫學院學生，迫不急待學習任何可行的療法，用來改善病人的健康。後來到底發生了什麼事？你的醫生怎麼會從一個積極好奇的學習者，變成一個墨守成規、乏味、過勞的人，每次看診都三分鐘草草結束？這是個大哉問，每位醫生的情況都不一樣。

你可以引導醫生獲得知識，但是你不能引導他的思考。

　　接下來，我試著解釋你醫生內心的想法和動機，幫助你了解一般問診的情況，帶你一窺幕後，深入醫生的內心想法。我們先來說某個醫生的故事，那個人就是我。

　　唸醫學院的時候，我有一百七十五位不同體型、身高、族群和性別的同學，我們忍受痛苦死命完成學業，只為了一個原因：成為醫生。我一些唸醫學院的朋友，只是因為家人要求他們去唸醫學院或法學院；另外有一些同學只是想成為家族裡第一個當醫生的人；以及，我一些同事只是純粹為了錢和名聲。但是老實說，這些人並不多見，我們大多數人排除萬難擠進醫學院，都曾經想成為病人生命中的貴人，做好事，幫助很多人；我們想把世界變得更健康。

　　我和幾個同學還在唸醫學院的時候就結婚成家，讓求學之路備感艱

辛。我不是說單身就沒有課業以外的責任，但是，單身不太可能做出其他的人生承諾，以致背負了一旦不履行就可能怠慢人或背叛人的責任。醫學院要花很多時間唸書，有的是自己一個人，有的是團體研習。我唸醫學院頭兩年都埋首在圖書館七樓的小房間，裡面只有書桌、椅子和檯燈，那時醒著的時間，大多是坐在令人沮喪和乏味的小研究室看書。

醫學院學生都想搶最好的研究室，這樣就會有大一點的書桌，新一點的檯燈。有一次我和同學差點打起來，我抓到他偷走我研究室舒適的椅子，那可是我幾個月前光明正大從另一間研究室偷來的。我待在研究室，便無法跟家人相聚，我一定要讓這些時間花得有價值，等到哪一天我當上醫生，再來彌補家人這些失去的時間，但我的孩子每天都在長大，我一再錯過他們人生重要的里程碑。我有使命和衝動要成為醫生，而且是我心目中的那種醫生。

從古至今，醫學院學生都有相同的問題，除非爸媽也是醫生，否則他們並不清楚醫生是什麼樣的職業。我們都是從影集和書本裡看來的，或是自己想像出來，根本不知道結束這段旅程會迎來如何的人生。現在回首過去，想起自己為了一個不太熟悉的職業，拚死拚活這麼多年，就覺得不可思議。

醫生的日常對我們來說是個謎，但我們還是想過這種生活，大多數醫生等到完成旅程，才會對他們的新事業感到灰心和破滅。他們後悔自己做錯了決定，浪擲光陰實現這個夢想，但無奈有學貸要償還，有義務要履行。如果這個新科醫生做了那麼多犧牲，還告訴家人他不滿意自己的新事業，家人會覺得很困惑、洩氣和失望。很少有醫生會毅然決然放棄這些投資，畢竟付出了努力，做出了犧牲，花了錢，就算覺得當醫生的人生很悲慘也認了，所以我們會有灰心的醫生，一直做著他不愛、也沒心思做到最好的工作。

　　無論你的醫生是為了什麼來唸醫學院，他現在都已經是你的醫生了！你可以確定的是，不管他的事業看起來多風光，這都不是他曾經期待或夢想的工作。他的日常也不像電視影集演的、書上寫的或他心裡想的。事實上，醫生有太多報告要看，有無數的聯邦法規要遵守，有很多下屬要管理，有帳單要付，還可能有家人乞求他更多的陪伴。面對這些重擔，就連最聰明和最有衝勁的腦袋，也可能會窒息，以致醫生不尋求最佳的治療方式，而是勉強忍受差強人意的方案，甚至遵照國家規定行事。基層醫療醫生通常忙到不可開交，根本沒想到要做研究，或者尋找更好的解決辦法。當一個人身兼醫生、老闆和家長，一般人也無法兼顧這些角色。因此，當我們期待醫生掌握最新的研究，對病人的病況進行獨立思考，那或許實在太苛求了。

　　這些壓力和期待可能讓腦袋窒息，抹滅醫生想在醫界完成創舉的一絲希望。可憐的病人（你）該怎麼辦呢？快喚醒你的醫生！雖然他不會主動去閱讀、研究和思考新點子，但如果你禮貌的提出要求，他可能會願意為了你這麼做。只要你措辭懇切，搞不好會跟醫生建立更穩固的關係，但千萬不要過於苛求、堅持己見和太高調，以免造成反效果。

　　你可能心想，怎麼會是你來勸醫生多為你和你的健康努力呢？你的醫生沒有求知欲不能怪你，但卻會傷害你。你只有一條命，一副身軀，所以你得負起責任，督促你的醫生幫助你；如果你負起照顧自己身體的責任，就可以免除好幾年的折磨和病痛。我在醫界打滾了十多年，我知道有什麼方法可以把你的醫生，變回那個積極好奇的學習者，與你並肩作戰。

　　這些年，病人千方百計想從我身上獲得一些東西，其中有好有壞。如果他們想吃沒必要吃的藥，我至今都是相同的回應：「這裡不是漢堡王，你不可以『我選我味』。」但如果是要我幫助他們把健康和幸福提

升到新的層次，我絕對很願意幫忙。有別於大多數的醫生，我擁抱另類療法、最佳化（optimization）和真預防（true prevention）的概念。你要怎麼判斷你的醫生有學習意願呢？又如何能找到一個願意接納你保健觀念的醫生呢？

醫生最清楚你的健康，醫生對醫學瞭若指掌，其實都是最根深蒂固、欺騙人最深的謊言。當你聽到這些謊言，就很容易推論醫學家和研究人員早已發現所有人體和保健的關鍵知識。身為醫生，我認為無所不知是很棒的事情，如果有病人願意信任我，相信我無所不知，當然是一件好事，但我是年輕的醫生，我明白有很多事情是我、我的導師和我的教授都不知道的。醫生卻經常裝成他們什麼都懂，這就是人性。但身為病人的你，不可以讓自己受騙。你的醫生絕對要有知識，還要努力求取新知，讓自己掌握最新的知識和技術。

現在的醫生總覺得自己該學的都學了，不用再像以前唸醫學院那樣寒窗苦讀了，大多數執業的醫生都有這種想法。他們坦承自己不清楚最新的研究，卻覺得他們的知識基礎很穩固。國家醫學會和醫委會也不主動鼓勵醫生持續學習，甚至還妨礙醫生跳脫框架思考，拓展新的療法。

如果要求醫生持續醫學教育，馬上會引發醫生反彈，一來因為醫生不想被命令，二來大部分醫生自認為腦袋已經滿了，沒辦法再塞進新知。病人誤信自己的醫生無所不知已經夠慘了，更慘的是連醫生也有這種愚蠢的想法。如果你想跟醫生建立有意義的合作關係，或者找一個值得合作的新醫生，勢必要面對這些問題。

你可以引導醫生去求知，但就是無法勸他多思考。很少醫生會保持幹勁十足，永遠對醫學和照護滿懷熱忱，大多數醫生很快就安於陳規，只保留最低限度的學習，以符合醫學會現有的規定，甚至做得心不甘情不願。醫生並不壞，也不邪惡，他們都只是凡人。如果你想從這本書獲

益良多，必須先明白幾件事。這幾件事乍看之下很簡單，淺顯易懂，但還是請你逐一想過。這本書之所以有存在的必要，正因為醫生和病人都忽略了下列幾件事。

你只有一條命

你的性命可不是電玩或電影。關於身體健康的每一項決策，不管是你做的還是醫生為你做的，無論是深思熟慮的或愚蠢的，都會對你長期的健康和幸福造成深遠影響。盲目的相信醫生，不會幫你加分；照著醫生說的話去做，不一定會安然過關。如果醫生給你壞的建議，你還真的照做了，最後也是你和家人在受罪，甚至有可能遺害終生；即使你上法院證明醫生有業務過失，成功告贏他獲得數百萬賠償金，你還是失去了一部分的健康。

你的醫生是凡人

你的醫生不管多有名氣，不管你有多信任他，他仍然跟你一樣只是凡人，他跟你有相同的動機，他也有弱點，會犯下類似的錯誤。儘管如此，你仍要高標準看待你的醫生，他應該比你認識的人更認真閱讀和思考，他還要涉獵各種醫學主題的新知。然而，你不可以盲目的相信他都會做到，你必須去確認。唯有跟醫生建立合作關係，產生信任感，才能夠看出他有沒有終生學習，或者只是抱著達到最低標準就好的人。

醫生和病人之間應該是合作關係

你應該期待你的醫生掌握最先進的醫學新知，他的工作就是要瀏覽無數的醫學研究和教科書，甚至涉獵醫學以外的書籍。唯有他做了這些功課，才有辦法提供你客製化的建議——依照你個人 DNA 量身打造的建議，保證你有機會過著長壽健康的生活。醫生不應該給你錯誤或過時的建議。醫生不應該相信油嘴滑舌的廣告或迷人的藥廠業務，隨便推薦你新藥。你也不應該盲目採納醫生的建議，反之要相信你對自己健康的直覺。

當醫生能乖乖做功課，你能順應自己的直覺，再加上醫生所提供的明智的建議，你才會真正的健康。

研究調查並不會說出全部的真相

醫生的工作就是分辨醫學研究的真偽，只可惜很多醫生不會多做查證，而危害了你的性命，所以你要懂得自助。網路上有各種最新研究供你查閱，為了善用這些資訊，你必須對於醫學研究方法具備基本概念，尤其是注意背後的金主。同一個時間有那麼多醫學研究在進行，動輒耗費數十億美元，勢必要有人買單，怪不得醫學研究主要是大政府和大藥廠出資。不管是大政府或大藥廠出資都嚴重有害，科學家要做出有意義的研究，必須公正不倚，毫無偏見，但大政府少有這種思維，大藥廠更是從來沒有過。

沒有人可以掌握所有的醫學研究

現在醫學研究太多了，不可能有醫生可以窮盡所有資訊。一位好醫生，應該盡其所能瀏覽這些研究，判斷有哪些研究結論對他的病人有幫助。另一方面，他也要找出哪些研究潛藏著假藥廠的假科學，充其量只是要讓美國食品藥物管理局（FDA）核准他們新一代的搖錢樹（新藥）。一位好醫生，還要從其他專科或科學分支搜尋資料，這麼做有助於病人預防疾病，優化健康狀態，這當然是醫生要全心投入的使命。

這本書不是在控訴醫生

別忘了，我也是醫生，我才不想把醫生變成人人喊打的大壞蛋。我其實是想讓大家去關注現今大多數醫生的思維，以及他們的教育歷程有哪些值得修正的問題。這本書應該是喚醒醫生和病人的警鐘，無論醫生或病人都要努力做得更好。

醫生，有責任盡量掌握最新的研究，不隨便輕信大藥廠贊助的研究，或者高顏值藥廠代表所說的任何話。

病人，你只有一條命，沒什麼比良好的飲食習慣和生活方式更能夠改善你長期的健康。快把你的身心振作起來，別再盲目相信你的醫生和大藥廠會給你什麼神奇藥丸，瞬間解決你因為飲食不當所造成的健康問題。也不要再期待你的醫生以神奇的療法，瞬間治好你因為生活習慣不佳而造成的傷害。自己的健康自己想，你得去研究最新的治療選項，去

思考可能的解決方案，向醫生提出深思熟慮的問題。如果醫生受不了你的提問，你們可能無法建立合作關係，那就該是你們重新修復關係，或者換個新醫生的時候了。如果你盲目相信醫生的建議，而他說的又是錯的，你和家人都會受苦。那個給你錯誤建議的醫生，總有辦法四兩撥千斤，大多數醫生就算給出錯誤建議而傷害病人健康，還是可以呼呼大睡不受影響。

　　你的身體既堅韌又脆弱，如果飲食和生活習慣正確，幾乎不太會生病，但如果飲食和生活習慣有問題，幾乎不可能會好轉。你是人類無數成功繁衍的成果，你的 DNA 本身是絕佳的創造產物，集結了好幾代基因改良的成果。但只要有一個錯誤的處方，或一個無謂的醫療檢查，就可能產生副作用，破壞你的健康，或終結你的生命。所以千萬不要把自己寶貴的健康寄託在任何一個人身上，就連你的醫生也不行。

Chapter *2*
現在是什麼情況？

「人生苦短，學海無涯。」

——希波克拉底（Hippocrates）

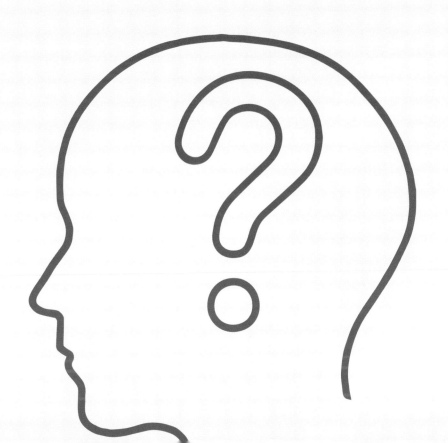

對了，我是誰？我是有執照的合格醫生，最近剛取得美國家庭醫生學會（AAFM）院士資格，這對於家庭醫生是重要的里程碑。我在美國南方小鎮行醫十多年，逐漸看清現代醫學的弱點。如果你摔斷腿或闌尾破裂，現代醫學可以幫助你；但如果你相對健康，想讓自己的身體更好一點，朝著真正有意義的疾病預防邁進，現代醫學可能會令你失望。

我穩穩扎根在介於善與惡之間的現代醫學，不想成為問題的一部分，但現在回過頭看，我顯然是問題之一。我一直在農村小鎮行醫，最近這個地方淪為田納西州最不健康的小鎮，讓我覺得自己好失敗。我拿著優渥的薪水，卻樹立壞榜樣，給病人壞建議。自己剛開始行醫的時候，年輕又清瘦，超級健康，但久而久之，我開始隨便進食，老是忙到提不起勁。

做了幾年醫生，我跑去健康檢查，竟發現自己有糖尿病，真是令人無法接受。然後有一天，我竟然綁鞋帶綁到喘不過氣來！一直以來，我試圖提供好建議和樹立好榜樣，但顯然我的作為完全相反，我每天要求病人減重，我的肚子卻大到彷彿隨時要臨盆，光想就覺得可笑丟臉。

我這樣的「覺醒」花了好幾年時間，起初只是驚覺自己是個過胖的醫生，但卻期待病人聽我的建議，乖乖減重和改善健康。我開始順應天生的傾向和能力，對於每件事質疑到底，不盲目相信醫學研究，但研究得越深，越覺得自己以前很天真。我天生就有質疑專家說詞的天分（有的人覺得這是詛咒），有時候會害自己惹禍上身，但是這一次，反而讓我成為更好的醫生。既然我們吃的食物會影響身體，我想最好要從營養學下手，我開始翻找之前保存醫學院筆記的箱子，拿出與營養學有關的教材，好好看過一遍。

營養是身體健康的關鍵，你一定正在想像，我桌上會堆滿好幾疊營養學的書籍和筆記吧？才怪！我只找到一本寫了半學期的筆記，以及一本一手就可以拿取的平裝本小書，這就是我和一百七十五位同學在四年醫學院裡所學到的營養學。我記得我們的營養學課程，主要是一位來自紐西蘭的生化教授教的，但我只記得他的口音，以及他說義大利麵的逗趣口吻，之所以記憶猶新，是因為他說義大利麵的方式很奇怪，而且他說了很多次。

　　他沒上幾次課，就跟我們說他罹患脆性糖尿病（brittle diabetic），為了把自己的血糖控制下來，每天吃好幾份全麥義大利麵。當時還在唸醫學院的我，還不是很清楚這兩件事的關係，或者他的言論有多麼荒謬，不知怎麼的，反正我們在醫學院學到了，吃很多全麥義大利麵可能對糖尿病有幫助，但我看著鏡中肥嘟嘟的肚子，我終於明白吃再多全麥義大利麵，對我或病人都沒有好處。我越來越覺得，自己根本不知道人體需要什麼營養，於是我開始在自己的行醫生涯好好鑽研營養學。

　　一開始，我以為只要研讀營養學教科書和期刊就夠了，但不久我便發現，這些刊物大多都接受食品大廠的贊助，以致這些資訊對於預防和治療沒有太大幫助。接下來，我去研究阿金飲食（Atkins Diet，即限醣飲食），醫學院跟我們說這種飲食法對腎臟不好，不應該推薦給病人，大多數研究結論也都支持這個論點，但是當我把整份研究從頭看到尾，而不只是看結論了事，卻發現研究並不支持結論。我覺醒了，醫生平常太忙碌，習慣只看研究論文的結論，而非從頭到尾看完整篇論文；醫生這麼做是可以理解的，他以為結論會如實摘錄整份研究，用幾百字濃縮整份研究的要點。

病人應該相信他們的醫生在智力上是誠實的。他們並沒有為那些聽起來不錯的醫學問題的隨機答案買單。

　　事實上，研究人員經常扭曲結論，導向他們自己的論點，只呈現他們想說的，更糟糕的是，結論通常會受到贊助方意願的影響，例如大藥廠或食品大廠的意圖。我發現限醣飲食並沒有醫學院說的那麼危險，於是我親自做實驗，兩個月內就減了二十磅（約九公斤），腎功能甚至比實行前更好！我唯一受不了限醣飲食的是，我真的很愛吃蔬菜和莓果，好想念吃它們的日子，而且受不了老是吃肋眼牛排和奶油（這是真的）。於是我又研究了邁阿密飲食法（The South Beach diet）、歐尼斯飲食法（Ornish Diet）等，後來發現馬克・西森（Mark Sisson）撰寫的《原始藍圖飲食法》這本書深深打中我的心，改變我對營養、健康和醫學的觀念，這種飲食法試圖模仿原始人的飲食，就跟我們祖先在幾千年前吃的一模一樣。

　　我認為原始人飲食法是最適合人類的飲食生活方式，主要是基於下面這個考量。人類 DNA 已經在地球上存在數千年，人類在有些時期只有特定的食物可吃，還不是存活下來了，甚至開枝散葉。我們的遠祖可以繼續生孩子，避開傳染病和掠食者，看起來健健康康的，一直到老年都很硬朗，唯有當穀物、糖類和其他澱粉成為人類日常飲食的主角，才開始變胖生病（慢性非傳染疾病）。我把《原始藍圖飲食法》謹記在心，盡量在生活中落實，我又減了二十磅，開始樂在生活，再度享受人生。我再也沒有運動的必要，我只會去戶外像孩子一樣玩耍。就算經歷家庭和社會巨變，我也不會像之前肥胖的時候，心情那麼低落和憤怒，彷彿改變飲食習慣之後，心情、態度和外表都變了。

　　從此以後，我讀了更多關於人類營養的書籍，包括《原始人飲食法》、《原始人飲食養生之道》、《防彈飲食法》。我的飲食和生活習慣整合了這些觀念，目前我還在研究間歇性斷食、熱療法、腸道細菌優化，試圖進一步改善自己的健康，提振心情。當我發現某個方法安全有

效，就會跟病人分享；你看吧，醫生只要願意嘗試，還是可能覺醒的，跳脫狹小的框框，連你也可以喚醒你的醫生。

　　你的醫生有什麼問題呢？我先讓你放心一下，你的醫生應該是善良、體貼、有愛心的人，希望把最好的給你。每一個醫生起初都是這樣，雖然這些良善會被埋沒，甚至沉睡，但我確定都潛藏在心底深處。醫生非常非常忙碌，承受你可能想像不到的壓力和期待，每個禮拜要閱讀大量醫學期刊，每個月要搞清楚無數政府／保險新規定，更別說還要行醫（小生意），滿足社會期待，擠出時間陪家人。

　　我說這些不是要為你的醫生找藉口，而是要提醒你，你的醫生也是凡人，他可以用的時間、心力和腦力就只有那麼多。只可惜當一個人捉襟見肘、壓力太大、過度承諾時，人性會習慣走捷徑。現在我來跟你介紹，醫生可能走哪些捷徑來傷害你的健康。記住了，你的醫生走捷徑不是因為他壞心、不誠實或者跟別人串通好，而是他每天只有那些時間，不可能把所有事情做好。

適用於醫生的人性法則

　　醫生都是凡人（至少目前是如此），容易落入思考謬誤和走捷徑，做出……我們其他人也會做的事情。

　　這就是為什麼我在第一章提醒大家，你可以相信老天，但不要相信你的醫生，醫生大多是很聰明的人，但他不一定完全正確，不容懷疑。不然你去問各州的醫委會，醫委會都是戴著有色的眼鏡看待每一位醫生，尤其是跳脫框框或勇於嘗試新事物的醫生。下面列出醫生容易落入的思考錯誤。

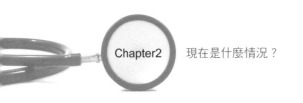

如果你只有鐵鎚可以用，每一樣東西看起來都像鐵釘

這是重要的人性法則，你一定要記住，不管是你的醫生、汽車修理工人或其他領域的專家，都會有這個通病，亞伯拉罕・馬斯洛（Abraham Maslow）等人把這個想法稱為工具理論。馬斯洛指出，如果你給小孩子鐵鎚，小孩子會拿著鐵鎚去敲身邊所有的東西。這跟你的醫生有什麼關係呢？我們都知道什麼是鐵槌，也知道它跟鐵釘的關係，但你要知道，工具不只是讓我們好做事，也會影響我們去思考如何把事情做好。因此，手邊的工具會改變做事的方式。

如果木工只有鐵鎚和鐵釘可以用，他做什麼事情都會想到要釘釘子；如果他只有鋸子，他做什麼事情都會想到要鋸成小段。這是原始人時代的關鍵生存策略，當時人類的工具有限，這種思維有助於他們善用棍子或石頭（他們當時可能只有這些工具可用），從樹上敲下果子，這樣才不會餓死。但是，現在我們有很多工具可以用，有些好用，有些不太好用，可是這種思維至今仍根植在我們腦中，害我們用錯工具，我們傾向只用手邊的工具，以及我們學會怎麼用的工具。

我舉個例子，讓你明白這種思維如何影響你的醫生。家醫科醫生面對過胖的糖尿病人，可能會建議減少熱量攝取、少吃脂肪、多吃全穀類、多運動，可能還會要病人每天吃一至三顆藥。家醫科醫生唾手可得的工具，不外乎是他在醫學院學到的營養學知識，以及他的處方藥，病人也只會受用於醫生知道的工具，從中選擇使用。外科醫生會建議相同的病人做胃繞道手術，一次解決糖尿病和過胖，外科醫生的工具就是手術，所以他會這樣建議病人。內分泌專家（專攻腺體和糖尿病的醫生）可能建議這位病人注射胰島素，開一些市面上最昂貴的藥物，這些都是內分泌專家每天慣用的工具，也最擅長使用。這些情境明明牽涉到同一

個病人，但每個專家皆以不同的工具幫助病人，你可能心想：「是不是還有其他工具更適合這位病人？」

　　很棒的觀點！每個醫生都在使用他習慣的工具，但這些醫生不把病人看成獨特的個體，也不尋求比現在更好用的工具。我們應該怎麼看這三位醫生呢？我們應該評斷他們、對他們生氣、讚美他們，還是乾脆視而不見？這些態度都無法把家醫科醫生、外科醫生或內分泌專家變成壞人或不誠實的人。反之，他們只是做凡人會做的事情，明明還有其他工具可以幫助這個病人，但這些醫生只會用他們現在知道和相信的工具。唯有持續閱讀和學習，經常到其他專科或醫學以外領域做功課的醫生，才可能找到更好的工具。

　　認識新工具很耗時，還可能遇到死胡同，你可能花很多時間研究新工具，最後卻發現一點也不管用，或者太昂貴，又或者太危險。醫生習慣對時間錙銖必較，這樣是對的，他們的時間有限，有些時間早就已經安排好了，況且就像諺語說的，時間就是金錢。當醫生花時間找尋更好的工具，善用既有工具賺錢的時間就變少了。現在你終於明白了，為什麼醫生不去尋找新工具，或者直接忽略尚未被醫委會、醫學會或 FDA 核准的新工具。

如果你是靠相信某件事來賺錢，可能會一直相信下去

　　厄普頓‧辛克萊（Upton Sinclair）曾經寫過一句話：「如果一個人靠著無知來賺錢，你很難逼迫他去求知。」

　　這個人性法則乍聽之下是騙人的行為，但我不是說你的醫生做人不實在，這一切都是制度使然。如果家醫科醫生建議你減少熱量攝取、多吃全穀物、以及低脂和少鹽，他絕對不會被醫委會找麻煩，即使經過

許多重要研究證實，這是超爛的建議，幾乎沒有效果。如果他終其一生不斷重複這段蠢話，他的收入和行醫之路會超級安全，但這個建議幫不了任何人，他的病人只會充滿罪惡感，直接放棄，因為這個建議根本做不到。外科醫生進行減肥手術，就算病人有長期後遺症，生活變得不方便，他也不會被醫委會找麻煩；病人就算逃過可怕的手術併發症（簽署棄權書就是在法律上保護外科醫生），但仍有可能復胖。內分泌專家要求病人注射胰島素，不管病人的胰臟其實還會分泌胰島素，他也不會被醫委會找麻煩；他就連開出病人不可能負擔得起的昂貴用藥，也不會有什麼麻煩。

現在我們假設，如果醫生經過思考、閱讀和研究，想出一個飲食計畫、藥丸或注射藥物，可以永遠根治過胖的糖尿病人；他可以怎麼做？他又該怎麼做呢？

如果這個好醫生試著告訴全世界，這個新工具可以治療過胖和糖尿病，他的第一步要怎麼做呢？

在我們的文化中，他應該會試著打廣告，打廣告是我們宣傳新發現對其他人有益的管道。因此，這個醫生會在報紙上登廣告，架設網站，建立臉書專頁，讓全世界知道他發現的新工具。他會很自豪的跟所有人說，其他醫生建議的工具再也沒必要了，只要用他的新工具，過胖和糖尿病就會消失，從此就會健康快樂。

你猜得到接下來的發展嗎？這個醫生馬上收到醫委會不太和善的信函，要求他立刻停止打廣告。他甚至會收到醫委會的傳票，揚言對他開罰，醫委會也會拿他的醫生執照開刀——例如吊銷——不管他的工具其實比其他工具更有效。這究竟是不是過胖和糖尿病最有效的治療工具，醫委會根本不在乎，也不想知道。

朋友啊，我說的都是真的！

凡人（醫生）在生活每個層面都會試著走捷徑

我們每個人都喜歡走捷徑，這就是我們住在現代社會的原因之一，幾乎每件事都有機器代勞。我們之前提過一條醫生愛走的捷徑，看起來還滿節省時間的，那就是不讀完整篇論文，只讀醫學期刊的結論。這是因為大多數醫學研究刊登出來時，都會分成好幾個部分，包括摘要、背景、方法和結論。新聞媒體語不驚人死不休，甚至把結論直接濃縮寫成新聞，所以我聽到醫學研究的新聞報導，就常想要翻白眼，因為那一看就知道是沒受過醫學訓練的人，只看了結論或別人摘要的結論就寫出來的報導，這些醫學研究的結論經常沒有真實反映研究結果。

醫生另一個常走的捷徑，便是把病人隨便分成幾類，每次遇到可以歸類的病人，就自動帶入藥方；對這種醫生來說，病人並非獨一無二，反之只有不同種類之分。思考是一件苦差事，如果醫生有點懶或過勞，走捷徑似乎是短期的權宜之計；只不過，醫生走了這些捷徑，病人就容易遭到不公平對待，甚至受到傷害。

有關聯不代表有因果關係

兩件事有關聯，不表示其中一件事會導致另一件事，這個概念難以理解，大家總會忘記；有時候兩件事看似有關，我們就以為其中一件事導致另一件事。例如，爸媽可能告誡過你，不要跟壞孩子玩在一起，因為他們相信好孩子跟壞孩子鬼混，不知不覺會變壞。

醫學界也有這樣的例子，那就是高密度脂蛋白膽固醇（HDL-C）的故事。醫學研究證實，體內有高濃度的 HDL-C（好膽固醇），跟心臟病發機率低有關，看來不妨讓病人吃藥提高體內 HDL-C，可望降低

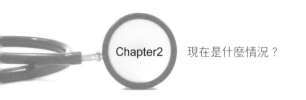

心臟病發的風險，對吧？醫生試過了，後續研究卻發現，服藥提高體內 HDL-C 並沒有降低心臟病發的機率。由此可見，高 HDL-C 和低心臟病發機率有關，但提高病人體內 HDL-C 並無法降低心臟病發風險；高 HDL-C 跟降低心臟病發風險有關係，卻不會導致心臟病發風險降低。

另一個例子是家長帶流鼻涕和咳嗽的孩子去看醫生，醫生開抗生素給孩子吃，孩子吃了幾天，病情有好轉，家長會以為抗生素治好孩子的病，但其實病毒感染所導致的感冒，就算沒有服用抗生素，經過相同的時間休養也是會痊癒的；服用抗生素看似跟感冒痊癒有關，事實上卻不是抗生素治好了感冒。

曾經有一份研究，探討泳池溺水事件次數和同一時期尼可拉斯‧凱吉（Nicholas Cage）拍的電影數的關聯性，就算兩者之間有關聯，你要把溺水事件怪到凱吉先生頭上，還是有點站不住腳，這些數字只是巧合罷了。在這個例子，我們很容易看出這兩個變數（溺水和凱吉的電影）不可能有關，但是在醫學界，有很多例子難以分辨（例如 HDL-C 和心臟病發機率）。

我樂見地球上每一個人都明白這個思考謬誤，但我知道這是不可能的。我確實期待每一位從業醫生完全清楚這個概念，不再受騙，我會有這樣的期待是有道理的。雖然大多數醫生都在受訓初期學過這種思考謬誤，但他們似乎都沒有被教好，以致這成為醫生最常犯的錯誤之一。大藥廠廣告經常操弄這種謬誤，我期待每一位醫生可以看穿迷霧，別再因為那些誤導人的廣告，讓病人吃一些沒必要的藥。

某件事聽起來是真的，我們就容易相信它確實是真的

我們都聽過喬治華盛頓砍倒櫻桃樹的故事，但這其實是歷史謊言。

有時候，一些聽起來像真的謊言，經過大家一再傳頌，就連該領域的專家也會開始相信，跟著加入傳頌的行列，就連醫生也會做這種事。正如數十年來，許多老師教給孩子喬治華盛頓和他淘氣短斧的謊言，醫生也會教給病人一些有害的醫學謊言，但從醫生那兒學到的醫學謊言，可能會傷害我們的健康。

醫學謊言通常不是這樣來的，但有些確實是這樣誕生的，問題是當專家說了醫學謊言（不管是你的醫生、美國營養學會、美國食品藥物管理局、美國醫學會或美國農業部），病人通常會盲目的相信，一再傳頌數年，就連專家證明那是假的，不說那個謊言了，謊言仍繼續流傳。專家很少（「很少」就是從來不會的意思）公開收回他們說過的話，就算進一步研究證明那是錯的，專家也只是絕口不提那個謊言，裝得若無其事，繼續做他們的醫學事業，而你身為病人，如果沒有靠自己花時間做研究，根本無法發現專家改變心意了，所以你會繼續相信謊言，這就是我所謂的謊言的回聲。

謊言就算證明是錯的，仍會在社會中迴盪不已

當研究人員發現他們以前刊登的事實是錯的，並不會特別發新聞稿道歉，請大家原諒他們犯下的錯誤，反之只會絕口不提那謊言，然後繼續做下一件事。這種無作為的影響可大了，他們不想公開承認自己的錯誤，反正也沒有人逼他們認錯，所以他們不會認錯。舉例來說，多年來醫生都叫大家不要吃奶油，現在有哪個醫生為此跪地求饒呢？半個也沒有！他們繼續鑽研其他醫學主題，徒留我們拿不定主意，不知道該怎麼辦才好。醫學專家說錯話是不會公開發出撤回聲明，也不會公開道歉，更別說提出清楚解釋，你當然也不會聽到他們承諾永遠不再犯。

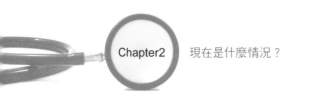

他們只會繼續過日子。這是可以理解的，反正又沒有人要他們承認錯誤，但謊言是專家說出來的，他們不修正謊言可是會造成傷害的，謊言會持續在社會中迴盪，有時候會連續數十年，對病人造成傷害和不便。舉例來說，就算研究人員默默的不再支持「吃蛋對身體不好」的謊言，媒體和醫生多年來仍繼續傳頌著。正當科學家和大多數媒體（但不是全部媒體）已經不說這個謊言了，基層醫療醫生和家長以及萬事通鄰居仍傳頌多年，到現在還是會有病人跟我爭辯，雞蛋的膽固醇很高，對身體不好，所以他們不應該吃。當我跟他們說早餐不要吃穀類和牛奶，應該改吃蛋，他們會露出困惑的表情，在那邊自言自語：「我還以為吃蛋對身體不好。」這讓我好想爬進象牙塔，把一些專家痛扁一頓（當然只是比喻啦）。研究人員之前大肆宣布他們錯誤的言論，甚至還發了新聞稿，現在也應該比照辦理，大張旗鼓發新聞稿向所有人宣告，他們原本對雞蛋的結論是錯的，如果是一個在乎真理而非世人認可的專家，絕對會很願意刊登這種事情。

如果某樣東西沒有那麼壞，人們就以為它是好的

我之前在這本書提過兩種論點，一是全麥比加工小麥好，二是生乳比紙盒裝的加工鮮乳好，稍後我會詳細說明。當我列出這兩個論點的研究，你會發現全麥食品只是沒有加工小麥食品那麼壞，生乳（前提是有妥善收集和保存）沒有加工牛奶那麼壞。但如果只是沒有那麼壞，不表示對你就是好的；沒那麼壞並不等於是好的，這是連醫生也常犯的思考謬誤。

如果有一份醫學研究比較有濾嘴和沒有濾嘴的香菸，分別對健康造成的影響，你覺得它會發現什麼？有濾嘴的香菸（假設濾嘴的材質是安

全的）應該比較不容易致病。如果你是研究人員，你會在醫學期刊刊登一篇名為「吸有濾嘴的香菸，罹患肺癌機率降低十五‧三％」，你會覺得自己把世界變得更美好。新聞媒體或政府機構會報導這篇有趣的小文章，標題訂為「有濾嘴的香菸更有益健康」，最後當地的新聞台、小網站和家長都會幫你宣傳「有濾嘴的香菸對身體好！」你看得出來發生什麼事了嗎？你的研究從來沒有說，有濾嘴的香菸對人好，你只不過是研究兩個變數，寫出研究發現而已，只可惜你的研究發現經過醫生、政府和媒體的過濾，就成了這個醫學謊言。這種過程老是在許多醫學研究中上演，醫生有職責偵測這些謊言，保護你的健康。

隨意散播謊言會讓人誤以為真

當你的鄰居鮑伯跟你說：「相信我，多運動，可以減更多體重。」他並沒有犯法。一般人就算不清楚自己在說什麼，還是可以想說什麼就說什麼，你不可能讓鮑伯為口誤負責，也不可能告他傷害，他只是在陳述自己對某件事的看法。如果髮型設計師告訴你：「親愛的，吃種子和爆米花要小心爆發大腸憩室炎！」這是她在美容課學到的大腸知識，你得自己決定要不要相信。她不是醫療專家，在分享醫學訊息時，沒有說真相的義務，也不會設法查明真相。鮑伯和髮型設計師都在散播他們聽過的資訊，以及他們覺得正確的事情，於是把這些小道消息告訴你和其他所有人。

一般人做這種事情，完全沒有問題，他們會說錯話也很正常，但我們對醫生的標準比較高。醫生應該確認他們說的是正確的資訊，再不然就是自認為所知有限，限制自己的發言；當醫生老是重複醫療謊言，真的有人會受傷，醫生可能要負責任。

當醫生隨意重複他在醫學期刊看到的資訊，或者二十五年前在醫學院學到的東西，卻沒有考慮到你是獨一無二的病人，那他就是在害你。他應該為他的粗心大意負責。他既不是你的鄰居，也不是你愛閒聊的髮型設計師，他是取得證照的人類保健專家，本來就有責任給你最佳的醫療建議。

你也有權利期待你的醫生清楚他所談論的主題，既然你的醫生是有執照的專家，就不可以像一般人那樣的懶惰，不清楚真偽就隨便重申某件事。他有發誓過要閱讀醫學期刊和相關研究（整篇讀過，而非只讀結論），甚至閱讀醫學以外的領域，唯有這麼做才可以幫助他以更開闊的視野看清病人的健康和幸福，也不會隨便重複大政府或大藥廠頒布的綱領，反之他會停下來思考這是否基於有意義的研究。

當醫生辜負我們最基本的信任，醫生也會在其他領域喪失公信力。如果醫生不知情，就應該老實跟病人講，說他會再去做研究，搞清楚之後再來回覆，病人也應該信任醫生對知識的忠誠。醫生拿薪水不是要提供我們聽起來正確的隨機答案，醫生應該針對病人的獨特性，做過研究之後再提供深思熟慮的答案；而我寫這本書的主要原因，正是看不慣醫學謊言歷久不衰。病人應該受到好醫生的治療，好醫生要是不知道答案，就會自己主動找答案，或者把病人轉介給其他專家。醫生不應該隨便給病人似是而非的罐頭答案，醫生重複自己聽過或讀過的醫學謊言，應該受到懲罰，醫生的好日子該結束了！

Chapter *3*
脂肪的迷思

「除非我們在憲法明文保障醫療自由，否則醫學恐淪為祕密行事的獨裁政體。如果只限醫生從事治療行為，並且否定其他人的平等權利，只會讓醫學巴別塔越來越高。這些規定都是有罪的，獨裁的。」

——班傑明·拉許（Benjamin Rush）

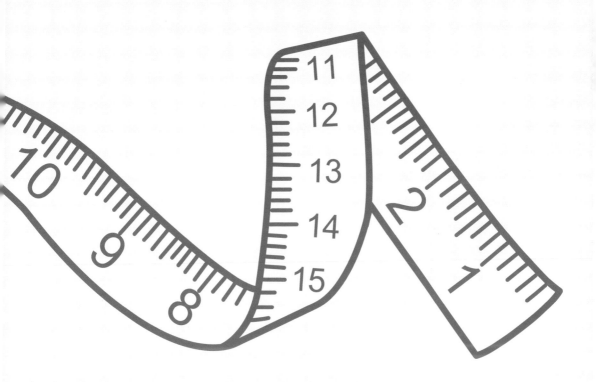

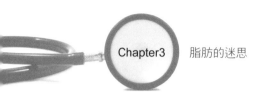

Chapter3　脂肪的迷思

謊言

攝取脂肪，尤其是飽和脂肪，會導致膽固醇過高、過胖和心臟病。

為什麼值得你關心？

如果攝取脂肪真的會導致膽固醇過高、過胖和心臟病，我們應該盡可能拒吃脂肪。但如果這種美味的食物長久以來飽受誤解，你會不會想要盡情的享用？如果脂肪可能對身體有益，你會想多吃一些脂肪吧？這是一個營養學和醫學的重要問題，必須透過有意義的研究和常識來解答。

這個謊言的支持者

所有專家、聯邦政府機構和學者都在重複這個謊言。對於立意良善的專家來說，食物的脂肪想當然就等於身體的脂肪，這個問題完全不需要思考或研究。但如果你查閱客觀研究，會發現支持這個謊言的研究少之又少，這些年來有很多大規模研究想要徹底證明攝取脂肪是有害的，卻總是無法證明脂肪攝取和心臟病發以及中風風險高的關係。

你我都應該知道的常識

說到人類的健康和營養，沒有一個主題比脂肪營養更受到醫學界忽

視，已經徹底荒廢到令人不安的境界。至於像人類吃什麼會比較健康的基本問題，到了現在二十一世紀依然成謎。

真實情況呢？專家會建議我們多吃全穀類，搭配一杯脫脂牛奶和果汁；同一批專家還建議我們遠離所有飽和脂肪，但這些建議都缺乏證據支持。

依照 Webster.com 的定義，常識是「依照對情境或事實的直覺感知，做出明智而審慎的判斷」。我們數千年前的祖先怎麼吃和怎麼做，我們就跟著那樣吃和那樣做，這不就是最理所當然的常識嗎？這些吃苦耐勞的人類祖先都是獵食採集者，不會在同一個地方停留太久，所以不可能耕種穀物或牧草，甚至進行基因改造，反之他們四處移動，手邊有什麼就吃什麼，但就算有脫脂牛奶，他們也不想喝，而是會設法攝取脂肪，敲開骨頭吃骨髓，敲開頭骨吃腦。

你體內每個細胞所帶有的 DNA，都是在人類祖先生存過的惡劣環境中形成，並且臻於完美。數千年來那個 DNA 只碰過特定的食物、綠色蔬菜、蛋白質和脂肪，但從來沒遇過穀物、果汁和脫脂牛奶等食物。因此，我們在這個主題的常識思考很簡單，那就是尊重你的 DNA，盡量跟祖先吃得一樣，便是務實和可行的做法，只可惜我們大多不這麼做，因為就在幾十年前，有專家跳進來欺騙我們。

有一種假常識綁架了這個主題：食物中和你體內脂肪組織的脂肪，皆稱為脂肪，以致大家（和大多數醫生）都天真以為兩者是一樣的，誤以為從食物攝取多少脂肪，都會直接在體內製造其他脂肪。雖然這個邏輯符合一般人心目中的對稱性和簡單算術，但營養專家和醫生應該要有更高超的判斷能力，不應該在缺乏嚴謹的研究和實驗之下，就盲目相信這是事實，即便它聽起來就像無懈可擊的常識。醫生面對其他人自以為真的事實，都應該去思考、研究、證明或者駁斥。

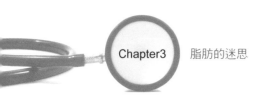

　　面對這些醫學謊言，醫生不斷自稱為專家，讓病人灰心焦慮。立意良善的醫生或飲食專家怪罪脂肪，讓許多病人無法嚐到人類祖先愛吃的脂肪，享受脂肪的美味和營養，以致每次吃他們 DNA 渴望的食物，就要深感罪惡和自私。但是，我們的 DNA 其實很清楚自己的需求，對其視而不見反而會過胖、生病和早死。

　　現在把場景換到牧場，來看看另一個常識。當牧人想要把牛或豬養胖，他會餵食什麼呢？培根、奶油和蛋黃吧？依照醫生對於想減重的人的建議，餵牛和豬這些食物還滿合理的。嗯，不對，那樣根本沒用！這些食物都很貴，牧場的動物反而會變瘦，而非變胖。如果牧人想要用最少的錢讓家畜增胖，他會盡量餵食澱粉和碳水化合物，讓動物吃到撐為止。飼料通常也是玉米加穀物。如果醫生去牧場跟主人說，餵牛吃全穀物和玉米是降低膽固醇和減重的好法子，絕對會被牧人取笑。

　　如果牧人想把鵝肝養得肥滋滋（鵝肝醬就是用肥滋滋的鵝肝做成），他會強迫鵝吃豬油和動物脂肪，這顯然是醫生可能對牧場主人提出的建議。事實上，牧場會以塑膠管強迫餵食玉米。這是不太人道的過程，稱為管灌法。因此，現在你再聽到醫生說，吃太多脂肪會有脂肪肝，我希望你會開始看清這個謊言的愚蠢。你要讓任何動物增胖，都是狂餵玉米和穀物，難道人類就是這麼神，增胖要靠攝取脂肪？這個「邏輯」不怎麼合理吧。

研究顯示

　　既然這個醫學謊言如此氾濫，不絕於耳，你可能以為有無數的醫學研究都證明吃脂肪會發胖；事實上，沒有任何研究支持這個謊言，反而

有很多大型研究做出相反的結論。我們期待醫生和專家勤加思考和做研究，但他們並沒有做到。理想上，醫生應該對一切抱持懷疑，除非經過有意義的醫學研究證實才可以相信。但我們知道忙碌的醫生都是凡人，加上這些謊言看似不證自明，也一直受到每個權威醫學機構的擁護，醫生自然會相信這些謊言，一再的傳頌，似乎不值得花時間做研究，來證明它或反駁它。

這個謊言會傳開，主要是因為一九七八年安賽‧基斯（Ancel Keys）博士刊登了七國研究，他自從一九五六年開始從南斯拉夫收集資料。這份問題重重的研究（有些人批評它造假）看似證明了，攝取飽和脂肪跟血液中膽固醇濃度上升有關，進而導致心臟病。事實上，基斯博士從二十二個國家收集資料，但他刊登這份研究時，竟然很神奇的只有放其中七個國家的資料，所以才有這篇論文名稱。你難道不會懷疑嗎？為什麼基斯博士不把二十二國的資料都收錄進來？你猜得到原因嗎？原因是其他國家的資料並不支持攝取脂肪會提高心臟病發生率的論點，搞不好還可能證明了脂肪可以預防心臟病！因此，基斯博士是刻意省略這些資料的，一夕之間，每一個專家，就連聯邦政府也開始告訴我們，飽和脂肪對我們的心臟有害。

你想必會好奇為什麼跟政府有關。這是因為基斯博士每年從美國公共衛生局（PHS）獲得二十萬美元的補助金，既然花了這筆錢，他們就必須拿出一些成果，不久全美的醫生都驚覺，如果不想被取笑、被拋在後頭或更糟的後果，最好要趕快搭上「盡量吃低脂，膽固醇對身體有害」的列車。這個領域的研究人員開始把七國研究奉為圭臬，進行多項研究，但他們不是要推翻基斯博士的理論，而是要針對子理論提供證據支持，問題是這些子理論背後的假設，都已經被七國研究證實的真相玷污了。這些研究確實做了一些可疑的事情，例如把飽和脂肪和反式脂肪

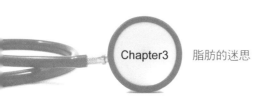

歸為同一類，這是很明顯的瑕疵，這麼做並無法針對人類營養得出有意義的結論。反式脂肪（例如植物奶油和酥油）很確定對健康有害，把反式脂肪跟飽和脂肪混為一談，對整份研究當然有影響，甚至讓結論有誤導和欺騙之嫌，所幸近年來終於有一些比較誠實的研究。我會在第五章深入探討基斯博士和他的研究。

原來真相是……

　　醫學和醫生難免會犯錯，還好是小錯居多，而非大錯。但我們看到這個例子，醫生錯得很離譜（至今還有很多醫生無法自拔），針對營養、脂肪和健康的主題，給出完全錯誤的建議。減少飽和脂肪的攝取量，並無法如同大部分醫生的預期，成功減重或者降低心臟病的風險。我們的文化盛行過胖的問題，必須專心調整飲食和生活習慣，才能夠真正減輕體重和縮小腰圍，我們應該去除基斯博士的半神地位，承認他的侷限。

　　基斯也是想做偉大的事情，幫助全人類，但他也犯了天大的錯誤，造就史上最大的醫學謊言。他在那充滿瑕疵的研究選擇性的揭露資料，沒勇氣承認自己的研究發現是有瑕疵的，而且跟他的假設背道而馳。當時其他專家大多不假思索就採納他的研究發現，但他們明明應該要批判思考，卻反而像鸚鵡一樣，跟全世界宣傳他誤導人的研究結果。製藥產業也嗅到數十億美元的大商機，全心投入這項研究，怪不得每一份大藥廠資助的研究，都建議大家多服用降血脂藥物和少攝取脂肪，畢竟這項證據收關藥廠的長期利潤。

　　你的腦部和神經主要都是脂肪和膽固醇，如果細胞膜缺乏脂肪，

據我們所知，生命是不可能存活的，作為身體基本元素的細胞，也不可能互相發出信號。這是我們早在數十年前就知道的醫學事實，所以我至今仍很困惑為什麼基斯博士的研究，會在醫生和醫學界造成這麼大的影響。時至今日，如果有醫生說吃脂肪沒什麼壞處，大家都會很驚訝，尤其是其他醫生。

每當我跟病人說，吃脂肪不會變胖，我其實經常這麼做，但病人通常露出驚訝或不敢置信的表情（「等等，他剛才說了什麼？」）他們這輩子從沒聽過這種話，這完全跟他們的醫生、鄰居和父母說過的營養建議完全相反。

我叫病人回家看著鏡子，把這句話連續說十遍：「吃脂肪不會變胖，但是吃糖和吃澱粉會。」這麼做很有效，他們通常會開始接納這種新思維，也開始有邏輯的思考飲食和減重的關係。我們的祖先才不會錯過吃脂肪的機會，脂肪通常是他們的首選，我們也應該效法祖先，經常吃優質的脂肪來榮耀我們的 DNA。

一百年前，每個人都會用動物脂肪做菜，例如豬油和動物油脂，當時心臟病只會發生在七十歲以上的人，過胖也很少見。我經常問那些七、八十歲的病人，問他們在小學一年級時，班上有幾個胖子，他們都回答沒有。如今我們只用蔬菜油／種子油炒菜，豬油變得不受歡迎，胖小孩卻一堆，心臟病和中風成為頭號死因，越來越多人在四、五十歲第一次中風。現在去小學一年級教室，看看那些不吃豬油的小孩，竟然有四十％的小孩過胖！你覺得這其中有什麼關聯嗎？

我提供一個線索：一位研究人員回顧基斯博士所有的研究，發現吃糖比起吃脂肪，與心臟病的關聯性更高，可見吃糖更可能是心臟病的病因。吃糖和心臟病風險的關聯性，存在於二十二個國家的資料，而不只是基斯博士所收錄的七個國家。

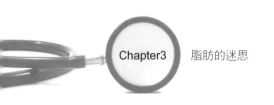

　　如果你的醫生說，減重的關鍵是少吃脂肪和多運動，快點起身吧，禮貌的走出診間，換個醫生，這個醫生沒希望了！這種言論（醫生大概也只能給出這種建議）讓你覺悟這個醫生有多勤勞閱讀，有多主動思考。醫生會說出攝取脂肪會發胖的言論，根本是懶到沒在動腦；一個會做研究讓自己掌握新知，給你止確建議的醫生，絕對不會說出這種話。一般人在 YouTube 刊登的營養建議影片，都比你去看個庸醫來得好。長久以來，醫生都忽略良好飲食和適當營養，會對健康和長壽起關鍵作用。如果醫生沒有提供真正有用的飲食營養建議，那就換個醫生吧！

跟我這樣做

　　我吃很多脂肪，有時候我吃的脂肪量，會嚇死跟我共餐的人。我發現盡情吃脂肪有助於控制體重，我的身體健康檢查也在正常值。我的身體似乎很愛脂肪，它以脂肪作為燃料，運轉起來順利多了。我會把草飼奶油加在咖啡裡，以及其他所有食物中。蛋黃也是雞蛋最吸引我的部分（我以前還是肥豬醫生的時候，反而只吃蛋白），培根也經常出現在我的餐盤上。

功課

　　如果想知道好脂肪對身體的益處，有很多值得一看的資訊，以下我會建議看這三本書，而不是兩本。當你看完這三本書，對於吃好脂肪的健康效益，便已經具備了醫生等級的見解。

書籍：《吃蛋黃吧》
營養治療師莉茲·吳爾芙（Liz Wolfe）著
這是一本有趣的書，用淺白的語言解釋一段複雜的歷史，讓大家明白脂肪和膽固醇是怎麼在現代醫學被污名化的。

書籍：《令人大感意外的脂肪：為什麼奶油、肉類、乳酪應該是健康飲食》
醫學顧問妮娜·泰柯茲（Nina Teicholz）著
這本書超棒的，收錄了很多研究、引述和嘗試，可以打破我們覺得吃紅肉、脂肪、膽固醇對身體不好的迷思。

書籍：《吃脂肪會瘦：為什麼吃脂肪攸關我們持續減重和健康活力？》
醫學博士馬克·海曼（Mark Hyman）著
他是少數頭腦清楚的醫生，書中從各個層面解釋脂肪對我們的益處。

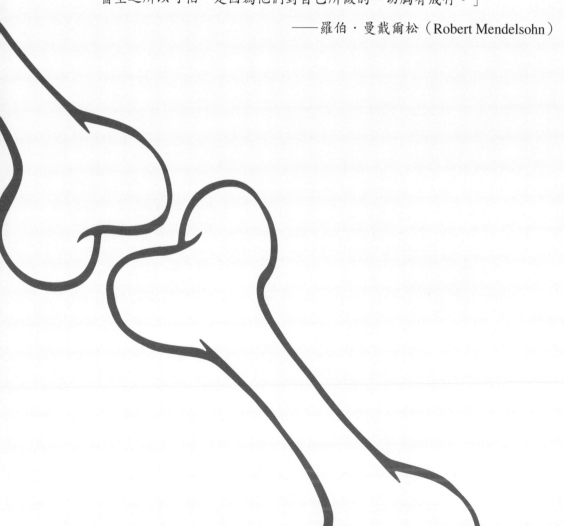

Chapter **4**

你的骨骼值得更好的

「醫生之所以可怕,是因為他們對自己所做的一切胸有成竹。」

——羅伯・曼戴爾松(Robert Mendelsohn)

謊言

喝牛奶很好，可以讓骨骼強壯。

為什麼值得你關心？

你當然想飲用對身體有益的食物。如果牛奶真的可以維持骨骼健康，那就喝吧。如果像一些研究說的，喝牛奶並不健康，反而對骨骼有害，那就不要喝。

這個謊言的支持者

事實上，沒有任何研究證實，喝牛奶會讓人的骨骼更強壯，也沒有研究證實，每天吃乳製品的社會比較健康。由於沒有研究支持乳製品的健康效益，大企業只好斥資數百萬美元，製作油嘴滑舌的廣告和舉辦行銷活動（「牛奶喝了沒？」），讓你誤以為牛奶很受歡迎，對身體好。如今酪農場已經是大產業，我們不能再相信他們對自家產品的宣傳。

你我都應該知道的常識

哺乳類動物的寶寶，剛出生都很弱小無助，為了生存必須盡快長大和增重。哺乳類的母乳有一個強項，那就是幫助同一種哺乳類的寶寶快

速成長增重。人類是地球上唯一長大了還會繼續喝奶的哺乳類，其他動物都不會這樣，除非人類拿給牠們喝。人類以外的哺乳類動物，一旦長得夠大，具備捕食或消化其他食物的能力，就會馬上停止喝母乳。

如果長大喝奶真的對身體好，人類以外的物種應該也會跟進，一定會有奸詐的動物偷偷闖入其他哺乳類的巢穴，從新媽媽身上獲得營養的母乳，但世界上就是沒有這種動物，即使動物很會要花招和擅長模仿，來取得其他形式的營養效益。這個謊言的常識思考，讓我們想起不言而喻的道理：某樣東西很好吃，不表示你就應該吃。我老是跟病人說，我聽說霹靂古柯鹼令人超亢奮的，但不表示我們就應該去試；我這番話經常令人發笑，露出理解的神情。

母乳對於相同物種的寶寶是完美食物，但如果讓其他哺乳類的寶寶喝，就沒有那麼加分了，畢竟不同物種的母乳含有不同比例的脂肪、蛋白質和其他營養素，專為那個物種的寶寶量身打造。牛奶適合小牛喝，但不是人類該喝的東西，比起其他物種的母乳，成人有其他更營養的食物來源。

研究顯示

近期研究證實，喝牛奶會讓骨骼更脆弱，而不是強健骨骼，那些吃最多乳製品的國家，發生骨骼疏鬆症的機率最高；喝最多牛奶的國家，老年發生髖骨骨折的機率，也是比少喝牛奶的國家高。你把這兩段話再讀一次，讓自己充分吸收。

研究證實我們只要吃很多有機原形食物，就可以從飲食中攝取大量鈣質。綠色葉菜類就是攝取可吸收鈣質的絕佳來源，又不像牛奶含有讓

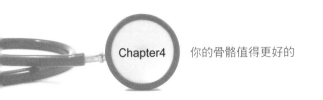

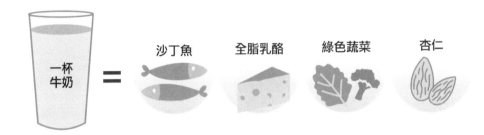

一杯牛奶 ＝ 沙丁魚　全脂乳酪　綠色蔬菜　杏仁

人發炎的糖分和蛋白質，也不像牛奶會添加化學物質（可能是有意或無意間添加的）。

我們在比較兩種食物的鈣質含量時，大多會以每杯的份量計算，但其實這樣會令人誤解。反之，如果要比較不同食物的鈣質含量，最好是以熱量下去計算，例如同樣一百卡路里的牛奶和其他食物比較，牛奶的鈣質含量不僅少很多，牛奶的鈣質也只有三分之一可以被人體吸收，血液中多餘的鈣質全靠腎臟過濾，然後從尿液排出。

現在研究開始推翻以前的想法，不認為人類每天都要攝取那麼多鈣質，鈣質過量反而會造成其他問題，包括心臟動脈疾病（而不是腎結石）。市面上的牛奶也不是本來就含維生素 D，而是在加工過程中添加的，而且牛奶所添加的維生素 D 只夠預防佝僂病，幾乎不足以改善骨骼健康和荷爾蒙平衡，因此牛奶並非攝取維生素 D 的良好食物來源。

原來真相是……

我還在唸高中時，打籃球也踢足球，每天幾乎要喝一加侖的牛奶，當時的我只知道喝牛奶會讓我健康，成為更優秀的運動員。我在高中歲

月很擅長運動，但我懷疑跟牛奶的關係不大，牛奶反而跟我長期的過敏、頭皮屑和粉刺問題有關。我明明有更好的食物可以選擇，但我只是高中的孩子，所知有限，況且電視廣告還一直宣傳牛奶，把我的家人都洗腦了。經濟價值高達數十億美元的乳品產業，砸重金在電視和雜誌打廣告，還花了錢遊說聯邦政府，確保美國農業部把牛奶納入誤導人的「我的餐盤」飲食指南（www.choosemyplate.gov/MyPlate）。

　　我覺得牛奶很好喝，如果可以找到任何研究或理由來說服自己，這是有益健康的食物，我絕對會喝，但就是沒有任何有意義的研究證實，乳製品是健康的飲食。我經常告訴病人，如果你要喝乳品，還不如喝鮮奶油，鮮奶油內含的乳糖、令人發炎的蛋白質、酪蛋白和乳清都比較少。最差勁的乳品莫過於低脂乳，拿掉脂肪之後，變成令人不滿足的高糖／高發炎蛋白飲品，對任何人都沒有營養價值，除非你想要快速增重。乳品裡面的脂肪不是增胖的元凶，大多數人和醫生都誤會了；事實上，罪魁禍首是乳品中的糖分和令人發炎的蛋白質。

　　現在的牛奶都是過度加工食品，經過殺菌和均質化，跟原本的牛奶已經不同了。牛奶製造過程也有很多問題，不少書籍和紀錄片都曾探討。全世界骨骼最強壯的人就不喝牛奶，一份大規模研究發現，每天喝兩、三杯牛奶的女性，比起每天喝不到一杯牛奶的女性，更容易發生骨折。另一份研究發現，每天喝兩杯以上牛奶的男性，比起少喝牛奶的男性更容易罹患攝護腺癌……這些研究說也說不完。

　　只可惜，大多數醫生不是很認真鼓吹媽媽餵母乳（但這才是專為人類寶寶量身打造的乳品），卻全力脅迫媽媽在孩子大一點的時候，每天一定要給孩子喝好幾份牛奶。沒什麼醫生敢直言不諱，宣稱母乳是嬰兒絕佳的食物，絕對比配方奶更好，卻有一堆醫生告訴我們，牛奶對各個年齡的人都是好食物，這是現代醫學本末倒置的另一個例子。

　　此外，有一個論點主張：成人飲用有機生乳（牛乳、羊乳或其他動物的乳），比飲用加工牛奶更健康，雖然是沒有加工過的有機乳品，但仍有高濃度的乳糖和蛋白質。這也是一種思考謬誤，誤以為比較不壞的東西對我們就是好的。

　　我對成人喝牛奶的擔憂，主要分成三個層次。先前提過，如果哺乳類長大繼續喝奶是聰明的策略，人類存在地球的幾千年間，其他物種也會發現這種絕佳的營養來源。動物是適應環境的專家，絕對會設法提高自身生存的機會，如果喝其他動物的奶是好主意，勢必會有物種這麼做。很多人都有乳糖不耐症，不能喝牛奶，顯然喝牛奶就對他們不好。

　　就連沒有乳糖不耐症的人，喝牛奶通常也會有過敏症狀。我停止喝牛奶之後，嚴重的慢性過敏仍困擾我一段時間，現在終於沒有過敏反應了。我多位病人都有過敏、胃酸倒流或粉刺的問題，但就在不喝牛奶之後，症狀都有改善。

　　人類歷史上有幾度營養缺乏的時期，在那些年代，有牛奶可以喝總比餓死好，牛奶的營養可以讓人活過飢荒，但現在營養過剩（至少在西方世界是如此），有比牛奶更好的營養來源。如果你愛喝牛奶，身體也耐得住，那就偶爾喝一下犒賞自己，但千萬不要自欺欺人，說什麼加工牛奶是健康食品，牛奶對你的骨骼和其他部位都不好，牛奶對身體毫無好處可言。

跟我這樣做

　　喝牛奶對我來說是過去式了，我不再喝任何乳製品，也不再碰脫脂奶；我直接在咖啡加鮮奶油，但我絕不使用低脂的乳品。我過去有的症

狀，例如頭皮屑、過敏和胃酸倒流，都在我不喝牛奶之後一掃而空，因此我再也不喝牛奶了，但是我會從綠色葉菜和魚類攝取鈣質。由於我不住在赤道地區，大多數時間都在室內工作，所以我會補充維生素 D。

功課

　　喝牛奶對身體好的典範，已經深植於很多醫生和病人的潛意識中，如果你還是拿不定主意，可能要閱讀這個主題的書籍。

書籍：《牛奶的真相：有關牛奶和你的健康的惱人真相》
喬瑟夫‧基恩（Joseph Keon）和約翰‧羅賓斯（John Robbins）著
這本書忠實呈現牛奶的製造過程，以及人體對牛奶的反應。網路上也有多部紀錄片探討乳品大廠及其有問題的商業模式。

Chapter **5**
膽固醇真的是你的敵人嗎？

「不管你的理論有多麼漂亮，不管你有多聰明，凡是跟實驗相左就是錯的。」

——理察·費曼（Richard Feynman）

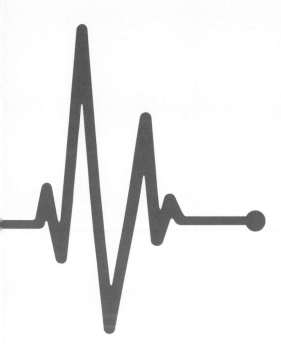

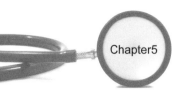

謊言

血液中的膽固醇濃度高很危險，會提高心臟病發的風險。如果你的膽固醇超過正常值，應該少吃飽和脂肪，開始服用降血脂藥物。

為什麼值得你關心？

降低心臟病發的風險，應該是我們每一個人都要在乎的事情，沒有人想要心臟病發，每個人都會使出渾身解數預防心臟病。我們只需要知道什麼會提高心臟病發的風險，做什麼可以預防心臟病。如果你每天都在服用有潛在風險的昂貴藥丸，以便降低你的膽固醇，進而預防心臟病，你當然希望這顆藥丸有它廣告宣稱的效果，那就是降低心臟病發的風險。

但是，如果高膽固醇並不會提高心臟病發的風險，那我們何不握個手，坐下來享用培根呢？

這個謊言的支持者

無數的研究報告，不計其數的電視廣告，數十億美元的高額資金，都拿來說服大家高膽固醇是嚴重的健康問題，需要你每天服用一至二顆降血脂藥丸。每一位專家，每一個機構，都把這個當成不證自明的事實；從他們的行為看來，彷彿不想降低膽固醇的人都是笨蛋。這些年來膽固醇的正常值調降了數次，每一次調降，都讓「必須」服用降血脂藥

丸的病人增加了。曾幾何時，醫生認為膽固醇不超過三百就無妨，但後來新研究（都有大藥廠直接和間接贊助）發現這個數值過高，於是把正常值的上限調降為二百五十，再來是二百四十，現在則是不能超過二百。

　　一旦大藥廠資助的研究建議把膽固醇的正常值上限調降得夠低，地球上每一個人都會符合每天服用降血脂藥的標準，大藥廠顯然很樂意多贊助這類的研究。

你我都應該知道的常識

　　這個丟人現眼的醫學謊言，便是醫學研究和醫學誤入歧途的例子，讓病人不得不去質疑醫生說的每一句話。我們在這個充滿爭議的主題，一直看不見常識和有意義的研究。

　　有關這個謊言的常識，始終跟醫生和媒體說的天差地遠。事實上，膽固醇對於所有動物的生命不可或缺，你的身體裡內幾乎每一個細胞都會製造膽固醇，你體內細胞至少有三分之一的細胞膜是膽固醇組成的；如果缺乏膽固醇，身體的細胞，包括心臟和腦部的細胞，都將無法正常運作。另外，你的身體也把膽固醇當成結構分子，來產生維生素 D 和性荷爾蒙。

　　醫學界從來沒被綁架、被洗腦得如此徹底，完全順從大藥廠的膽固醇理論，乖乖開出降血脂的用藥。

　　這個謊言實在傳頌得太厲害，如果你懷疑我說的話，我一點也不會怪你，你可能要靠自己來確認真偽，我會鼓勵你親自確認我針對這個謊言（以及其他謊言）所提供的資訊。

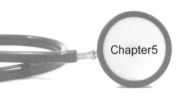

研究顯示

　　科學家早在一百多年前就知道了，人體需要脂肪和膽固醇，來製造和修復健康的腦組織和神經組織；事實上，每天你的身體都會用到膽固醇，進行無數次不同的修復過程。

　　然而，一九五〇年代，我提過的基斯博士刊登了七國研究，當時每個人都相信基斯博士是位誠實又聰明的專家，因此當他的研究證實攝取脂肪和膽固醇會提高體內的膽固醇，進而提高心臟病發的機會，大家便都相信了。完全沒有人懷疑這位備受信賴的醫生也會有意或無意的操弄資料，去支持他想要看到的研究結果，而那些凡是跟他論點相左的資料，他都刪掉了。

　　你記得基斯從二十二個國家收集資料，但他的研究報告卻命名為「七國研究」，他在最終報告直接刪除了不支持他理論的國家資料。我沒在開玩笑，基斯真的這麼做，加上當時醫學界很想找個敵人來對付，馬上就跳上了「膽固醇是壞的」列車。光憑基斯說的大謊言，在沒有任何研究的支持下，就定了奶油、雞蛋和一些肉類的罪。

　　部分專家不同意基斯博士的看法和研究發現，但迫於專業同儕和聯邦政府的壓力，很快就閉嘴了。一旦膽固醇理論獲得官方認可，大家就開始忙著以降低病人的膽固醇來賺錢。一大堆研究關注如何降低膽固醇，卻沒有人展開深入研究，確認基斯博士研究發現的真偽，反而還一直複製它。

　　二〇一五年，美國農業部飲食綱領顧問委員會的報告說得很明白：「先前美國飲食綱領建議每天膽固醇攝取量不超過三百毫克，二〇一五年綱領沒有繼續這項建議，因為現有的證據皆不認為，從飲食攝取膽固醇必定會導致血清膽固醇升高，這也跟美國心臟學院（ACC）和美國心

臟學會（AHA）的報告一致，膽固醇攝取過量並沒有營養疑慮。」如果你目瞪口呆不敢置信，不妨再讀一次。

「攝取過量並沒有營養疑慮」！醫生跟你提過嗎？希望他有，但我比較擔心是你要去提醒醫生。

二〇一五年《營養和代謝年鑑》有一份日本研究指出，高膽固醇並不會導致心臟病，反而還會預防癌症等其他許多疾病。這份研究還發現總死亡率和膽固醇數量呈反比，這是什麼意思呢？你的膽固醇越高，越不可能死亡。沒錯，你的解讀很正確，體內膽固醇極低，反而跟死亡風險提高有關。我先等你咒罵完和砸完東西，再來跟你解釋為什麼醫生和所有媒體都在說這個醫學謊言。

直至今日，基斯博士錯誤連篇的研究，仍然被醫學研究和新聞媒體引用，我只覺得人類是有瑕疵不完美的創造物，老是在製造問題。一般醫生大多沒聽過基斯博士，也不會引用他的研究，但仍然像鸚鵡一樣，不斷重複他杜撰的研究發現，奉為圭臬，期待病人去執行這些建議。近期研究顯示，體內高膽固醇的老年人有較好的記憶力，比較不容易失智；如此看來，醫生一直開藥給老人家降低膽固醇，會不會是增加失智症風險的元凶呢？

唯有時間和研究可以告訴我們答案！現在有越來越多研究證實，攝取較多的飽和脂肪（奶油、蛋黃和培根）並不會提高心臟病發生率。我預測，我們會開始發現，從飲食攝取飽和脂肪不僅沒有壞處，反而有促進多個器官和身體系統的功能，最顯著的應該是腦部功能和記憶力。

大部分醫生都知道，人腦靠燃燒葡萄糖來獲取能量，卻忽略人腦也會燃燒特定脂肪作為能量。一些比較前衛的醫生已經開始認為，鼓勵老年人多攝取脂肪，甚至讓老年人停止服用降血脂藥（Statin），至少可以部分治療或預防失智症。

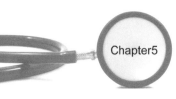

原來真相是……

一九六一年基斯博士登上《時代雜誌》（Time magazine）封面，雜誌內文描述從飲食攝取脂肪，經證實會提高體內的膽固醇，進而提高心臟疾病風險，往後五十年，醫生和病人都瘋狂的透過一顆、兩顆或三顆藥物來降低膽固醇。

然而，二〇一四年奶油登上《時代雜誌》封面，沒錯就是奶油！雜誌內文提到醫學已經搞錯好幾十年了；事實上，從飲食攝取脂肪和膽固醇，對於體內膽固醇或心臟病機率毫無影響。前後總共花了五十多年，才集結夠多深思熟慮的研究人員、醫生和好奇的門外漢，共同推翻膽固醇理論的神主牌。奇怪的是，反倒是醫學圈以外的人，早在媒體沒有公開談論以前，就已經意識到這個問題，包括另類醫療思想家和病人都比醫學菁英更快想到。不知怎麼的，他們就是知道降血脂藥比大家要降低的膽固醇更危險。

當我還相信膽固醇理論的時候，記得曾有病人擔心降血脂藥的副作用，不願意服用。當時我不確定他們為何有這種想法，也因為我個人太傲慢了，不願意深入了解他們的「愚蠢」，但其實他們才是先知。那時我會希望他們至少服用最低劑量，給他們有一些「保護」，他們就假裝自己對降血脂藥過敏。

這些年過去了，我持續做研究，慢慢發現，開高劑量的降血脂藥（這其實是醫學界最建議的降血脂治療），對病人根本沒有好處，於是我在病人每次拿藥時開始減少劑量。

當我的病人從高劑量轉為低劑量，甚至完全不服藥，心臟病發風險也沒有提高。我還明顯發現他們的肌肉疼痛僵硬的症狀減少了，精神也變好了，可是，我的同事還是忙著開出病人可容忍的最高劑量。但其實

有許多研究證實，體內膽固醇低於二百，反而有心臟病發風險；這些醫生只顧著把降膽固醇 Lipitor（立普妥）捧為史上最暢銷的藥物，卻對於預防心臟病發毫無助益。

現在許多醫生即使知道心臟病的膽固醇理論有問題，仍不敢為病人停藥，主要是擔心吃上官司和醫委會的懲罰，真的很可惜，醫生不敢為病人做正確的事情。如果你正在服用降血脂藥，不妨跟醫生討論慢慢減少劑量。

此外，請在服用降血脂藥的同時，一併服用輔酶 Q10（二百毫克），可以緩解跟降血脂藥有關的肌肉疼痛，對心臟健康也有幫助。如果你乾脆不吃降血脂藥，我也不怪你。

如果你覺得我有點躡手躡腳，幹嘛不直說服用降血脂藥很愚蠢，降血脂藥根本無法防止心臟病，反而還會傷害你。你說得沒錯，我已經因為建議病人處方藥以外的另類療法，讓醫委會大動肝火，我的律師也擔心我太多話，可能會招致更多罰款或懲罰。

我預測未來有一天，歷史會回過頭檢視心臟病的膽固醇理論，為這段降血脂藥的年代感到可恥和丟臉。醫學院也會以此為借鏡，明白醫學研究也可能出錯，大藥廠是如何操弄醫療來獲利。我們醫生基於有瑕疵的醫學研究，讓醫療照護被大藥廠綁架，又迫於醫學會和醫委會的脅迫和嚴拒只好乖乖順從。

這些可恥的醫療行為，成了另類醫學和順勢療法興起的主因，加上另類醫學和順勢療法真的有效，逐漸受到病人的青睞。我不會責怪病人有這種想法，或者責怪病人去嘗試其他選項，如果醫生的建議愚蠢又危險，你當然會去其他地方尋求預防心臟病的建議。我們醫生面對這種拙劣的用藥，當然可以責怪藥廠和醫學期刊，但其實這些處方都是我們自己開出去的。

跟我這樣做

我對於內含膽固醇的食物，都是不假思索的吃，就如同數千年前的祖先那樣吃東西，其他就讓我的身體自我管理。雖然我吃了很多膽固醇，但體內膽固醇一直保持在正常值。

功課

說到這個謊言，一般醫生並沒有好好做功課，所以你自己得多做一點功課，閱讀下列幾本書，讓你成為膽固醇專家，了解膽固醇對健康的影響。

書籍：《膽固醇的真面目》
強尼‧包登（Jonny Bowden）和史蒂芬‧辛納屈（Stephan Sinatra）醫學博士著
這本書是營養專家和心臟病學家合寫的，他們聯手踢爆這個複雜議題的真相。

書籍：《膽固醇大騙局》
尤夫‧拉夫斯考（Uffe Ravnskov）醫學博士著
這本書提供很多實用的資訊，幫助你理解為什麼膽固醇並不可怕。

Chapter 6

小麥並沒有大家說的那麼好

「歷史證明，大多數人做的事不一定是對的。」

——羅伯·海萊恩（Robert A. Heinlein）

謊言

小麥是健康的食物，對你的身體很好，大家每天都應該吃幾份全麥食品。

為什麼值得你關心？

我們每個人都希望健健康康，但除非我們吃最健康的食物，過著最健康的生活。如果小麥真的對我們有益，當然要經常吃；但如果小麥對我們沒有好處，就應該少吃，甚至根本不吃。

這個謊言的支持者

那些制定飲食建議的政府人員和醫學專家，紛紛把小麥視為健康食物，說是宗教思想也不為過。

從美國農業部的食物金字塔（Food Pyramid）到最新版的「我的餐盤」（My Plate），再到初出茅廬的醫學院學生，無不熱切鼓勵你多吃點全麥食物。醫生只認為少數麥麩不耐症患者不宜吃小麥，但大多數人都要靠小麥的營養成長茁壯，你很難找到一個不把小麥視為完美食物的官方委員會。

我們一直被灌輸小麥好處多多，從防癌到減重不一而足，尤其是全麥食品。既然專家全力為全麥背書，這個主題想必累積了不少有意義的研究，但你很快就會知道事實並非如此。

你我都應該知道的常識

小麥似乎只是從泥土長出來的植物，吃下肚應該對身體無害又營養，一些有毒植物就另當別論了。

小麥是從土裡種出來的，依照常識判斷可以安心食用，但如果把相同的推論套用到其他植物上，例如蓖麻和大黃葉，馬上會看出這種推論有多麼愚蠢，因為這兩種植物都有毒性，可能會讓你生病或死亡。由此可見，植物不一定有益身體健康。

現在麵包所使用的小麥，已經跟曾祖母時代使用的截然不同。我們先前提過另一個常識，農夫為了把家畜養得白白胖胖，賣個好價錢，會餵食小麥和玉米等穀物，而不是牛真正喜歡吃的牧草，也不是我們以為會讓人類發胖的脂肪。如果小麥可以讓牛發胖，也可能會讓人發胖。

研究顯示

目前沒有任何有意義的研究證實吃小麥（包括全麥或精緻小麥）對身體好。就算吃植物短期內沒有明顯的問題，並不表示長時間對健康有幫助。有研究指出，全穀類食物比漂白麵粉做的食物更健康一點，於是一般醫生就根據這些研究建議病人吃全麥食物。

這便是一種思考謬誤，只因為某樣東西沒那麼差勁，就覺得它對身體好。全麥比精緻小麥更健康的言論，其實跟我第二章列舉的例子有異曲同工之妙，說什麼有濾嘴的香菸比沒有濾嘴的更健康。醫生就這樣相信了，還不斷重申小麥有益身體健康，彷彿這是不需進一步研究，不證自明的事實。

原來真相是……

升糖指數（GI）索引

低（低於 15）　　中（15~39）　　高（40 以上）

水果

葡萄柚（120g）	25
蘋果（120g）	40
草莓（120g）	40
香蕉（120g）	47
新鮮的桃子（120g）	56
奇異果（120g）	58
椰棗（60g）	62
西瓜（120g）	80

蔬菜

菠菜（100g）	15
生胡蘿蔔（80g）	35
番茄湯（250g）	38
水煮地瓜（150g）	61
南瓜（80g）	66
馬鈴薯泥（150g）	83

堅果和豆類

腰果（50g）	25
腰豆（150g）	29
黑豆（150g）	30
白鳳豆（150g）	36
罐頭扁豆（150g）	42
剝殼豌豆湯（250g）	60
黑豆湯（250g）	64
蠶豆（80g）	79

零食和甜食

鷹嘴豆泥（30g）	6
玉米片（50g）	42
巧克力棒（60g）	43
藍莓馬芬蛋糕（60g）	50
純蜂蜜（25g）	58
純糖（25g）	65
薯條（150g）	75
甜甜圈、蛋糕（47g）	76
椒鹽脆餅（30g）	83

穀物、麵包和穀片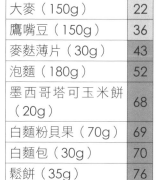

大麥（150g）	22
鷹嘴豆（150g）	36
麥麩薄片（30g）	43
泡麵（180g）	52
墨西哥塔可玉米餅（20g）	68
白麵粉貝果（70g）	69
白麵包（30g）	70
鬆餅（35g）	76
玉米片（30g）	79

乳製品及其替代品

低脂牛奶（250g）	32
豆漿（250g）	43
豆腐、冷凍點心、非乳製品（50g）	115

肉類

牛肉	0
雞肉	0
魚肉	0

麵包無論是不是全麥的，升糖指數（GI）都比純糖來得高。換句話說，吃兩片麵包比起吃一匙糖，血糖上升的速度會更快。光是知道這件事，就足以讓大家重新思考小麥是否健康。血糖飆升，進而導致胰島素飆升，似乎是過胖和其他很多慢性病的根源。你大可懷疑我說的話，親自去做研究。有人認為升糖負荷（GL）比升糖指數（GI）更重要，但即使如此，食物的 GI 值仍不容忽視。我每次告訴病人，吃小麥久而久之會罹患肥胖型糖尿病，他們都露出不敢置信的神情。唯有等到我重複好幾次，解釋背後的原理，然後病人實際不吃或少吃小麥，體重開始減輕後，他們才明白以前所知的小麥，只是另一個醫學謊言。

　　事實上，從白內障到膝蓋關節炎，從三酸甘油脂到血糖，主要都是因為每天吃了好幾份小麥做的食物。可見吃小麥跟吃甜甜圈餅乾不相上下，一樣快（甚至更快）造成這些問題。小麥做的食物含有少量的礦物質和維生素（白麵包已經沒有這些營養了），這在其他升糖指數更正常的健康食物也攝取得到，為什麼食品大廠及其贊助的專家學者，還要這麼鼓勵大家吃小麥呢？

　　食品大廠（靠著製造和販售食品賺錢的企業）利用便宜的麵粉，製成各種的食品賺錢，包括披薩和餅乾，加上大政府給予小麥生產者補貼，把小麥的栽種成本降得很低，進而提高利潤。食品大廠狂打廣告，把小麥標榜為健康食品，賺取可觀的利潤，只可惜事實不是這樣。

　　現在市面上食品所採用的小麥，已經跟我們祖先吃的很不一樣了。現在是半矮性混種小麥的天下，從一九六〇年代開始育種而成。目前的食品一律採用這種小麥，其麥麩含量比古老品種的小麥（例如單粒小麥）超出很多。許多專家開始發現，吃了這種混種小麥，無論是不是麥麩不耐症的患者，都可能提升體內發炎的機率。

　　現在大行其道的混種小麥，內含麥麩或其他蛋白質，似乎會導致

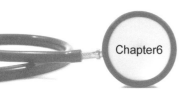

腸道發炎和腸漏症，這兩種症狀都會導致全身發炎，甚至甲狀腺機能低下症和紅斑狼瘡等自體免疫疾病。我有幾位病人都表示，自從他們少吃小麥，體重大為減輕，頭腦也更加清楚。就算你沒有麥麩不耐症，在沒有進一步研究確認小麥和這些疾病的關聯性之前，最好還是少吃小麥為妙。你只要把握兩個通則，一是不吃工廠生產的小麥加工食品，二是不吃麵包、餅乾和義大利麵，我相信有些人聽到這裡會覺得極度痛苦，彷彿你早有麵食成癮。

說到麵食成癮，科學研究提供令人信服的證據，證實小麥內含的物質，一部分會啟動人腦的鴉片類受體（可以啟動愉悅中樞），確實有上癮的疑慮。該領域的幾位專家認為，小麥食品的成分會讓人不知不覺養成吃它的習慣，怪不得採行低脂全麥飲食期間，每隔兩三個小時就想吃東西。此外，很多人發現自己不吃小麥食品後會嘴饞幾天，以致很多人挑戰失敗，恢復以前的飲食習慣。這個主題需要我們深入研究，但你嘴饞想吃烘焙食品很可能是真的成癮。

有一款幫助減重的新藥 Naltrexone，便是阻斷腦部的愉悅受體，可以防止嘴饞，達到減重效果。當你開始不吃小麥，大約要花五至十四天破除嘴饞，之後要吃不吃就是你來決定了，但我建議你不要再吃了。很多病人告訴我，他們不吃穀物之後，身體連續兩個禮拜都很疲倦和疼痛，不少人覺得這就像戒除咖啡因的症狀，但只要超過兩個禮拜，你的身心都會大幅改善，也會開始減重。

跟我這樣做

我現在很少吃小麥了。如果那一餐只有披薩可吃，我會只吃配料，

麵皮不吃；去義大利餐館會點肉丸淋上醬汁，但是請服務生不要放麵（有時候似乎會讓服務生不開心）。我的健康和體重對這種飲食方式的反應良好。

我以前是一個老是叫病人減重，自己卻胖得要死的醫生，現在成功縮小腰圍，成為病人的典範。有時候我會吃一點小麥食物來犒賞自己，但我很清楚，這只是偶一為之。

小麥並不是真正對身體有營養的食物。

功課

說到小麥以及其對人體的負面影響，大多數醫生的思想落後了十年至二十年，因此你要閱讀下面兩本很棒的書籍，幫助醫生補足這些重要資訊。

書籍：《小麥完全真相》
威廉‧戴維斯（William Davis）醫學博士著
戴維斯博士成功地破解諸多的論點，揭發這個主題矇騙大家許多年的錯誤科學。

書籍：《無麩質飲食，讓你不生病！》
大衛‧博瑪特醫學博士（David Perlmutter）著

波馬特博士進行大規模論述，解釋為什麼別讓小麥進入你的生活、你的
肚子和你的腦。

Chapter 7

食品謊言金字塔

「越是沒有根據的傳統習慣,越難以擺脫。」

——馬克・吐溫(Mark Twain)

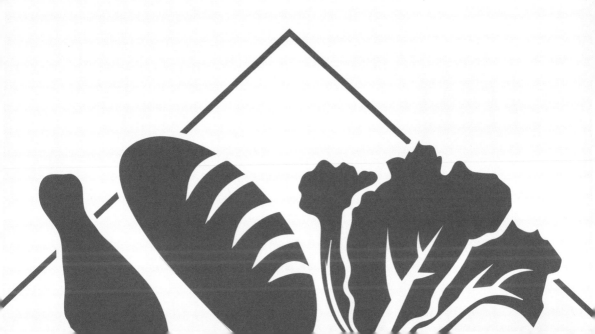

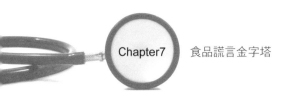

謊言

美國農業部的食物金字塔（Food Pyramid）和我的餐盤（MyPlate）飲食指南，建議大家一些最健康的食物，如果你照著吃就會更健康。

為什麼值得你關心？

我們社會之所以會有一堆過胖和糖尿病患者，與我們的飲食有直接的關係。這是再合理不過的結論了，每天選錯食物，可能會害你過重和生病，甚至導致更壞的結果。

除了不要吸菸，聰明選擇食物也是每天應該做的重要保健決策，如果食物金字塔和 MyPlate 飲食指南對減重和健康有幫助，當然要照著做，但如果只是農業和食品大廠賺錢的工具，你應該到其他地方去尋求飲食建議。

這個謊言的支持者

食物金字塔和 MyPlate 飲食指南一向會引用專家的共識，以及一些結論有瑕疵的研究。

目前尚無任何研究顯示，照著食物金字塔和 MyPlate 飲食指南去做，真的會擁有比較健康的體重或整體健康狀態。

然而，聯邦政府和每位專家仍然建議你遵循食物金字塔和 MyPlate 飲食指南。

你我都應該知道的常識

　　人類存在地球上百分之九十九點九的時間，大多呈現苗條和精壯的體態，而且沒有罹患糖尿病。美國農業部的食物金字塔和 MyPlate 飲食指南建議吃穀物和低脂飲食，但我們明明就不是這樣的物種。祖先怎麼吃，我們就應該怎麼吃，人類祖先就是吃那些食物，人類才得以存活茁壯，開枝散葉至今。每個地區當然會有飲食差異，不同季節吃的食物也不同，所以不會有一體適用的公式。你更需要知道的是應該吃什麼，而非不應該吃什麼。

　　有的人類祖先以蔬食為主，有的主要是吃肉，雖然這兩種飲食天差地遠，但是都活得健健康康。人類祖先只有少數幾樣食物是不吃的，不吃穀物、低脂飲食、高糖飲食和加工澱粉，人類 DNA 還沒有準備好消化這些食品，讓我們的身體保持健康精實。自從美國農業部推出食物金字塔和 MyPlate 飲食指南，美國過胖的情況正逐步攀升。

研究顯示

　　如果你想了解美國農業部等政府機構的運作方式，一定要 Google 搜尋食物金字塔的歷史，你會發現，食品和農業大廠對這些飲食指南握有拍板定案的權力。而食物金字塔在正式頒布以前，都會先讓大企業修改內容。

　　舉例來說，營養學家寫好飲食指南之後，在一般大眾尚未看到之前，食品和農業大廠會先進行潤飾和修改。如果你繼續用 Google 搜尋，會跟我一樣，找不到半份研究證實食物金字塔和 MyPlate 飲食指南

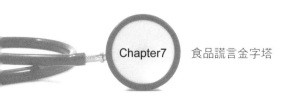

有益身體健康。祝你研究順利！但也不要對大政府和食品大廠太失望，
如果你換成是他們，也可能做出相同的事情。

原來真相是……

　　美國農業部食物金字塔和 MyPlate 飲食指南，老是在重複一些醫學
謊言，害我們攝取過多的澱粉和乳製品，過少的脂肪、蔬菜和肉類，其
建議的穀物（麵包、餅乾、義大利麵、穀片等）攝取量也很誇張，其對
低脂乳製品的建議量也令人堪憂。你可以想見，對身體有益的脂肪和鹽
分遭到污名化，低脂和無脂乳製品反而被奉為最健康的飲食選項，有益
健康的脂肪卻跟不健康的脂肪和「蔬菜油」混為一談。

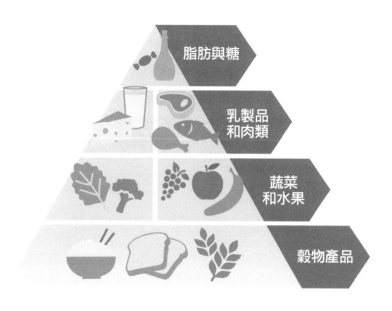

你現在應該很好奇：「為什麼政府要頒布這種鬼東西，不僅不正確，又毫無幫助？」這是很棒的問題，但答案可能會嚇到你，令你做噁。美國農業部設計食物金字塔時，原本建議每天攝取五份穀類和五至九份水果，畢竟是營養專家擬的稿，他們對人類營養略知一二，但問題是美國農業部習慣在頒布之前，會先讓食品和農業大廠過目一下。

　　到頭來，政府竟然讓利益至上的企業來修改飲食指南，以迎合大企業、董事會及其未來的利潤。大企業回傳的食物金字塔，早已面目全非，完全是在保護企業利益。從此以後，飲食指南建議每天要吃六至十一份穀物（從五份開始上修），卻只要吃二份水果（從五至九份下修），乳製品也開始佔有一席之地，彷彿乳製品是人人必吃的食物，即使全球有高達八成的人無法消化。此外，加工食品和「垃圾」食物也跟天然原形食物混為一談。有責任做好食物和健康把關的機構，卻做出這種丟臉又可怕的妥協，這也是你可以自己研究的故事。

　　人類生存在地球的大多數日子，一直是在狩獵採集或逐水草而居，不會栽種或食用大量的穀物，何況當時人類栽種和食用的穀物，已經不像現在農業大廠所栽種的小麥了。人類祖先總會先吃脂肪含量最高的食物，如果我們祖先想要吃低脂食物，可能會因為太蠢而遭到亂石砸死。雖然人類 DNA 經過多年演化，開始適應特定的食物，但還是無法消化我們現在所謂的「健康」食物。

　　如果你可以回到過去，把第四十七代祖父帶到現代，他絕對是長滿肌肉，一身精瘦，機警又敏銳，即使年紀大了也不會差太多。如果你讓他照著食物金字塔吃東西（你可能還得強迫他，因為他絕對不會主動這樣吃），不到一年他就會開始變胖、生病、行動遲緩。他的 DNA 不知道該怎麼應付這些澱粉、糖、低脂乳製品；吃這些食物會在他的肚子和腰臀，以及體內的肝臟囤積脂肪。同理可證，我們跟祖先共享一樣的

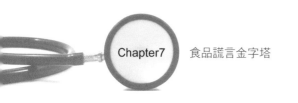

DNA，一旦把現代人（你）送回古代，餵食遠古祖先會吃的食物，你就會從肥胖、生病和行動遲緩的人，變成充滿肌肉、精瘦和敏銳的人。

食物金字塔和 MyPlate 飲食指南沒有強制性，大家就不會太在意，但其實我們應該好好想一想，就算你不會看這兩份飲食指南，但任何收受聯邦經費來準備食物的單位，例如公立學校的食堂以及大多數醫院的餐廳，都必須遵守食物金字塔和 MyPlate 飲食指南，以致我們正在長大的孩子以及病重的人，都要依照美國農業部的飲食指南和／或 MyPlate 飲食指南進食。這對學生和病人來說很危險，只可惜醫生和營養專家就放任這種事情發生；專家誤以為美國農業部會好好促進健康，卻忘了美國農業部只有農業兩個字（代表農業大廠），而沒有健康。不過，你可以順從自己的 DNA，選擇適當的飲食，試著在當地的學校和醫院推動改革，但還是要從你本身和你的飲食開始。

如果醫生告訴你，減重的關鍵是降低熱量攝取，多運動以及遵循食物金字塔和 MyPlate 飲食指南，你應該馬上起身，禮貌地走出診間，趕快換一個醫生。醫生說出這種話，根本沒有好好動腦，也沒有扮演好醫生的角色，看來你是無法教育他，讓他變成你的保健夥伴。

跟我這樣做

我絕對不會照著食物金字塔和 MyPlate 飲食指南進食，來懲罰自己的身體。我會順從 DNA，跟隨人類祖先吃相同的食物，若做得不夠徹底，我會裡外不是人。我當然還是會偶爾放縱自己，這是人之常情。

我跟病人經常舉蜂蜜樹的例子，大概每隔一兩年，我們祖先會很幸運找到一株佈滿蜜蜂的蜂蜜樹，也有勇氣發動攻擊去採蜜。我可以想像

得到，當他們縱容自己享受蜂蜜後，會有幾天都昏昏沉沉的，偶爾像這樣放縱自己並無傷大雅，但如果每天都這樣吃，可是會過胖和生病的。

功課

　　一些民眾和醫生似乎還是認為，凡是聯邦政府說的話就是事實。你只有一條命，如果希望自己身體健康，我建議你不要再相信政府，現在就開始閱讀這本很棒的書吧。

書籍：《致人於死的食物金字塔》
丹妮絲・明格（Denise Minger）著
丹妮絲向大家證明，就算你不是醫生或研究人員，還是可以在營養保健主題寫點有意義的東西。看完她的書，以後再看到政府指南或政府建議，你會自動聯想到它真實的意含：這是特殊利益團體想出的建議，用來提高他們的利潤，而非改善我們的健康。

Chapter *8*

運動是好事，
但對於減重沒有太大幫助

「我堅信，如果藥物都沉到海底，人類會受惠，魚類會遭殃。」

——奧立佛・溫德爾・霍姆斯（Oliver Wendell Holmes）

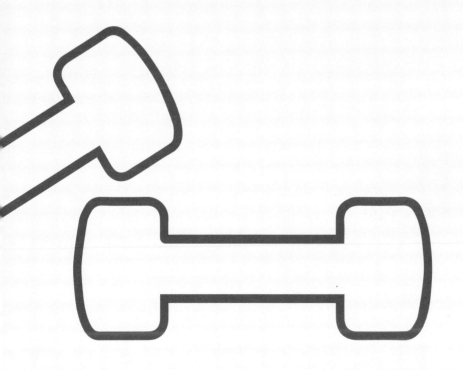

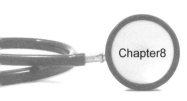

謊言

多運動，體重就會減輕。

為什麼值得你關心？

體重過重，就算只超出一點點，長期下來仍會危害健康。你必須知道如何善用時間、精神和金錢，來達到健康的體重，並且維持下去。如果運動可以讓你減輕不少體重，即便你不喜歡也要乖乖運動，但如果運動的減重效果不大，你應該把時間、精神和金錢投注在其他地方，別再因為沒有報名健身房而滿懷罪惡感。

這個謊言的支持者

幾乎全世界的醫生都會說這個謊言，如果你要醫生拿出研究證據，他們會把你當成火星人看待。我是說那些不做研究，就相信運動對減重有效的醫生，以及至今仍相信所有卡路里都等數值，人必須消耗比自己吃下肚更多卡路里的醫生；對他們而言，這些是不證自明的事實，反正多運動就會減越多體重。

當我們搜尋支持這種論點的研究，結果發現一個也沒有；然而，每一個醫生和專家都在宣傳運動減重的謊言，如果你質疑他們，他們會藐視你。每一家健身房、運動器材廠商和運動服廠商也會重複這個謊言，因為這符合他們的經濟利益。

你我都應該知道的常識

常識有時也會出錯，這就是為什麼科學家在思考科學結論和醫療建議時，希望盡可能去除容易犯錯的人性。這一章的謊言是運動減重，聽起來滿有道理的。多運動，就會消耗越多卡路里，減輕更多體重。吃東西會攝取熱量吧？運動會燃燒熱量吧？所以，運動量夠多，應該可以消耗你吃進去的熱量，達到熱量赤字（calorie deficit）。

解決辦法似乎很簡單，你只要加入健身房，或者買一些運動器材每天用，身體就會更精瘦。這一次我們反而需要靠科學方法，來防止我們受到「常識」矇騙，否則這個論點看起來實在太合理了，以致於明明有研究證實運動對減重無效，但還是有醫生老是跟病人重申這個謊言。

研究顯示

研究一致認為，運動是效果不彰的減重方式。六十多份有意義的研究證實，運動對減重的幫助不大。我是年輕的醫生，如果有人跟我說這個謊言，我會嘲笑他們說出這種蠢話；但大多數醫生仍會一笑置之，請大家自己做研究，親自確認這些論點的真偽。如果你討厭跑步機，千萬不要有罪惡感，大可把金錢和精力放到別的地方。

原來真相是……

雖然你難以置信，但經過研究證實，多運動真的對減重效果不太

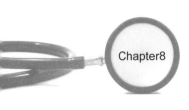

大。你可能要站在鏡子前面，把這句話重複唸個幾次，才會相信。你可能要站起來，拿著這本書走到隔壁房間，敲一下你老公或老婆的頭（但小力一點），叫他們朗讀這段話，請他們別再逼你去運動了！這個醫學謊言至今仍存在，主要有幾個原因：符合常識，有賺錢機會，我們彷彿都需要罪惡感來當成動力。

常識是極為有用的工具，幫助我們理解這個世界，以及每天面臨的問題。當你把球往下丟，你知道球會往哪個方向跑，也知道球碰到地板會怎樣，即使你從來沒丟過球。常識提供我們無數的心理捷徑（mental shortcut），節省我們的時間和心力；然而，有時候常識會愚弄我們，或者混淆我們，這個醫學謊言便是一例。就連你現在看到這裡還是半信半疑吧，因為多運動會減輕很多體重，乍聽之下真的很合理，只顧著圖利的大企業連忙把握機會，從這種常識錯誤趁虛而入發大財。有的企業明目張膽，有的用巧妙的方式，他們有可能本身就相信這個謊言，讓兩邊都有得賺，一方面食品廠商會打廣告，把不健康的產品跟各種運動扯上關係，另一方面健身房和運動器材廠商會趁機販賣產品給你，讓你燃燒比吃下肚更多的熱量。

想像一下，你在賣燕麥點心棒，也知道裡面沒什麼營養，倒是糖分很多，但因為味道該死的好，大家會忍不住想買。你如何讓消費者受不了誘惑購買你的點心棒呢？如果你跟大家說，只要多運動燃燒卡路里，想吃多少根點心棒都沒有關係，怎麼樣？你甚至附上附近健身房的折價券，鼓勵消費者多做運動，如此一來，點心棒應該會冠上有健康意識的形象。

食品和飲料公司自從一九二〇年代就在做這種事，讓知名運動員在球賽激戰後，大口暢飲可口可樂，或者讓小孩在戶外玩耍後，盡情享用零食。食品飲料產業不想讓你知道，有哪些研究在探討運動和減重的關

係。當你知道了，再怎麼運動也無法消除吃點心棒帶來的傷害，可能就不會再吃了。

　　現在想像你在賣運動服或運動鞋，要如何善用這個思想謬誤來發大財呢？你知道半數的客戶都過胖，只要讓他們看見，穿著你新出的鞋子或彈性纖維衣物運動，他們就可以燃燒從食物和飲料獲得的熱量，進而減輕體重。你也會請那一位在賽後喝可樂的運動員，來拍你們家的廣告，只是這次換成在比賽穿你們家的鞋子，這樣就一氣呵成了。看得出來大企業怎麼騙走你的錢了嗎？首先，你安心購買食物和飲料，反正你已經計畫要多運動，燃燒熱量。接下來，你要買鞋子，這樣才可以跑得遠一點，跑得快一點，消耗你所攝取的熱量。那些賣運動用品、運動鞋、運動服和健身影片的公司，一點也不希望你知道有哪些研究在探討運動和減重的關係，一旦知道了，你絕對會省下錢，而非浪費在他們的產品上。

　　這個常識隱含著思考謬誤，加上你不清楚真正的研究，以致你的罪惡感慘遭許多人利用。醫生會把過胖怪罪到你身上，說你吃太多，運動太少，這樣他就可以為自己免除責任，不用再教導你正確的減重知識，他直接把所有過錯（罪惡）歸咎於你，反正就是你做錯事情了。廣告商也在利用你的罪惡感，運動鞋廠商讓模特兒穿著他們家的鞋子運動，你看著廣告就會有罪惡感，心想：「只要我多運動，就會跟那個模特兒一樣。」你知道你必須買鞋，從今天開始跑步。燕麥點心棒公司知道你吃了這種毫無營養的東西會有罪惡感，所以幫助你規劃更多運動來消耗熱量，來消除罪惡感。

　　你一直困在無限的罪惡迴圈，吃了點心棒會有罪惡感，買了鞋子沒有經常用也會有罪惡感，更糟糕的是，醫生明明應該比你更懂，卻還是把過胖怪到你頭上，完全沒有消除你的罪惡感。更慘的是，你的荷包變

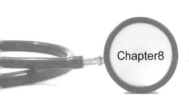

得更消瘦，因為你把錢都花在點心棒和鞋子了，這些罪惡感並不會幫助你達成健康目標！

　　不要只是為了減重，就把你的時間、精力和金錢花在運動上，更不要聽從廣告商的花言巧語，把錢花在運動鞋、運動服和健身房會員費。很多人每個禮拜花好幾個小時，在健身房做一些他們討厭的運動，花錢買健身房會籍、運動鞋和運動裝備，來幫助他們多做一點運動。如果這麼做沒有達成他們的目標，他們還會有罪惡感，因為他們覺得只要自己再投入一些，絕對會見效的。

　　現在讓我來解釋一下，運動以及運動對你的幫助。運動對你的身心靈有很多好處，可以讓你更健康，更快樂（如果是做你喜歡的運動），但無法幫助你減重。許多研究都證實，運動好處多多，從降低失智症的機率，到鍛鍊優美的肌肉線條，但如果你想要減重，千萬不要把時間、金錢和心力浪費在運動上，與其這樣還不如採取其他更有效的策略。

　　如果你的醫生說，減重最重要的是減少熱量攝取和多運動，我建議你禮貌的走出診間，換一個醫生，不然把這本書交給醫生，讓他知道他建議過重的病人多運動，根本是在散播無心卻有害的謊言。

跟我這樣做

　　我精力旺盛，做很多運動，但從來不「鍛鍊身體」。我會跟孩子一起跳碰碰床，砍樹，整理小農場的重物，有時候還會快跑，但我做這些運動不是為了減重。就算健身房不用錢，我也不會去，就算給我錢，我也不要去用跑步機。

　　做你喜歡的運動，不要鍛鍊身體，去戶外玩耍吧！好玩的運動對你

的身心靈才有好處，但如果想要有效減重，得找其他方法。如果你真的喜歡跑步機，當然要每天跑，但千萬不要期待運動會讓你持續減重。

功課

如果在這個主題上無法從你的醫生獲得太多協助，最好自己閱讀下面這本書，甚至建議你的醫生去借閱，從此他就不會重複這個醫學謊言，他絕對會感謝你的。

書籍：《卡路里迷思：如何多吃少動，卻可以減重和過好生活》
強納森・貝勒（Jonathan Bailer）著
這是我讀過很推薦的書籍之一，這本書跟大家說明減重的關鍵，不在於食量和運動量，而在於食物的品質。

Chapter **9**
堅果和種子不會導致大腸憩室炎

「專家就是在某方面太專精，其他方面卻急遽退化。」

——馬汀‧H‧費雪（Martin H. Fisher）

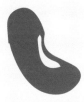

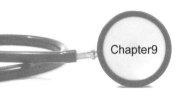

謊言

吃爆米花、堅果和種子會導致大腸憩室炎，或者使其發作。

為什麼值得你關心？

大腸憩室炎即產生小袋狀突起，進而朝大腸壁脆弱的部位膨出。袋狀突起常位於大腸下半部，常出現在西方飲食者和四十歲以上族群。大腸憩室炎患者大多不會有症狀或不適，但有些人會有發作的情況（即袋狀突起發炎或感染）。如果吃堅果和種子會導致大腸憩室炎發作，那你當然不要吃，可是堅果和種子很營養。如果這是一個醫學謊言，大腸憩室炎患者應該要盡情享用堅果和種子的美味，及其許多健康益處。

這個謊言的支持者

這個醫學謊言沒什麼科學根據，我找不到任何有公信力的大規模研究支持這個論點。一個都沒有。我想了想，開始擔心那些醫生老是重複這個沒根據的謊言，只是在附和我們的常識罷了。

你我都應該知道的常識

許多人都是基於常識而支持這個醫學謊言，然後一再傳頌（就連醫

生也這樣）。如果大腸壁有微小的袋狀突起，吃一些像種子的小東西，可能會提高大腸憩室炎的風險，聽起來滿符合常識的，況且小種子有可能塞住小袋的開口引發問題，當你聽到開口阻塞以致發炎或感染（這剛好也是大腸憩室炎的定義），會覺得有道理。

研究顯示

有一份出色的大規模研究，數年前朝著這個謊言的頭部開槍，刊登在《美國醫學會雜誌》（*JAMA*），美國每一位醫生都應該閱讀；然而，醫生和新聞媒體捨不得讓這個謊言終結。這份研究招募數千位受測者，證實了有些食物確實會提高大腸憩室炎的風險，但種子、堅果和爆米花並不在問題食物之列。參與這份研究的大腸憩室炎病人反而表示，吃堅果、種子和爆米花最不可能爆發大腸憩室炎！沒錯，就是你看到的字眼沒錯。

這個謊言十分發人深省，這再度證明了，醫生真的會不看醫學研究就瘋狂相信醫學謊言，一再灌輸給他的病人。一些醫生更不假思索就重複這個謊言，讓病人無法從堅果和種子獲益。事實是，只要醫生有看過《美國醫學會雜誌》的研究，就會明白吃堅果和種子可能保護病人，避免大腸憩室炎發作。

原來真相是……

堅果和種子是最健康的食物之一，富含營養和纖維，對健康極為有

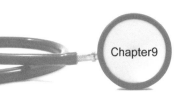
益。我是在接受住院醫生培訓時，第一次聽到這個謊言，這才知道堅果和種子會造成問題，但其實我半信半疑，只是一般住院醫生又累又忙，實在沒時間研究更多資料。我受訓期間一再聽到這領域的專家對我耳提面命，直到完成住院醫生的關卡，正式開始行醫，總算有時間查明這個謊言背後的資訊。這種問題在醫學界很常見，受苦的還是病人。

　　我曾經把大腸憩室炎嚴重發作的病人，轉診給附近都會區醫學中心的胃腸科醫生（胃腸專家）。病人去了之後，幾個禮拜後回來找我。我走進診間，病人很猶豫該不該說，他怕我聽了會覺得受到冒犯，他知道

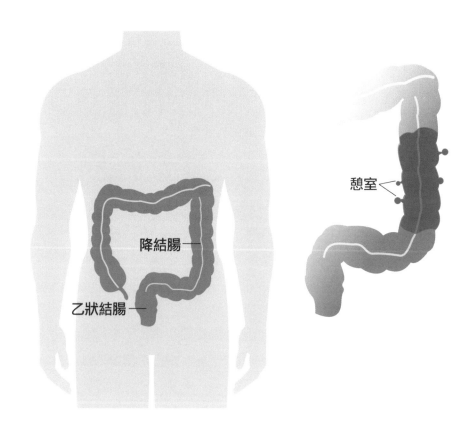

憩室

降結腸—

乙狀結腸—

我鼓勵所有病人吃全天然飲食，但那位胃腸科醫生跟他說的，剛好跟我的建議互相矛盾。

經過進一步逼問，我才知道這位極受敬重的醫生叫我的病人別吃堅果、種子和爆米花，因為這些食物可能會卡在他的大腸憩室，導致大腸憩室炎發作。我頓時想起在身為住院醫生時，一直很懷疑的這個理論，但並沒有馬上跟這個病人論辯。我只是要他試試那位胃腸科醫生的建議，然後再看看情況如何，同一時間，我也馬上做研究。

不久我就找到之前提過的那份研究，只有一個問題，那份研究是在二〇〇八年刊登的，但就算到了二〇一二年，胃腸科醫生仍然叫我的病人別吃堅果和種子。我把那份研究重讀一遍，想想看有沒有遺漏什麼，但那份研究很清楚指出，堅果和種子並不會導致大腸憩室炎發作。那位我特別把病人轉診過去給他的醫生，在美國是數一數二的胃腸專科，深獲大家的倚重，卻跟病人說了這個謊言，這樣不僅幫不了他，還可能傷害他。就是這個謊言讓我認真思考，該不會還有其他醫學謊言的存在，也包括我跟病人說過的謊言。這位我很敬重的胃腸科醫生，難道沒讀過這篇醫學期刊嗎？在分享資訊之前，難道他沒有先做過研究？

大約一個月後，我見到這個病人，他又爆發嚴重的大腸憩室炎（我一直忍住不打電話給他）。經過治療後，我印給他一份《美國醫學會雜誌》的文章，盡量有禮貌跟他解釋，那位胃腸科醫生建議他不吃堅果和種子可能是錯的。病人也有相同的看法，他說他已經不吃這三樣東西，還不是第三次發作。他問我發作的可能原因，我說我從那篇文章讀到，大腸憩室炎發作可能跟抽菸、過胖、吃紅肉、服用非類固醇消炎止痛藥（NSAIDs，例如布洛芬或那普洛仙等消炎藥）有關。

我的病人過胖，有抽菸習慣，幾乎每天都服用布洛芬。現在他獲得這個正確的醫學資訊，又開始吃堅果和種子了（這兩種食物可以避免

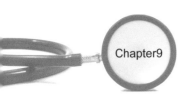

他大腸憩室炎發作），讓他認真找出真正的病因。那個胃腸科醫生沒有提到病人的體重、抽菸習慣或服用布洛芬，而是直接指示做大腸鏡檢查（把長長的儀器插入大腸中），然後就跟病人說不能吃堅果、種子和爆米花，他只對我的病人做了這些事。

　　一開始，病人對於我說的半信半疑，因為我只是家醫科醫生，而非專科醫生，但他把那篇文章拿回家看（我都會印給有大腸憩室炎的病人），他讀過了，也思考文中的內容。我的病人很聰明，做了他承諾的事情。幾個禮拜後，他回來看我，想知道減重和戒菸的好建議，順便告訴我，在做研究的過程中，發現好幾篇網路新聞和部落格文章，都提及那篇文章的研究結果，所以他不懂為什麼一個備受尊敬的醫生，會給他那麼差勁的建議。

　　我為那位醫生開脫（醫生最會保護他們自己，儘管其他醫生的無知會造成災難），把話題帶回病人的大腸憩室炎，我們談到控制關節疼痛不是只能服用布洛芬止痛藥而已。接下來幾個月，他戒了菸，減了幾公斤，不再服用布洛芬，改成每個禮拜做按摩治療。現在他的大腸憩室炎很少發作（一年不到一次），就算他每天都吃堅果和種子。

　　過胖、抽菸和服用太多藥物所導致的病症，現在又多了大腸憩室炎一項。這三件事似乎對於我們的長期健康有害，雖然不會馬上致人於死，但每天都帶來一點傷害，直到傷害累積到健康災難的地步。

　　你自己也可以去 Google 搜尋大腸憩室炎和種子，會找到無數的部落客和新聞媒體都指出，吃堅果和種子並不會導致大腸憩室炎，因此，如果醫生說這個醫學謊言，我建議你不用等他說下一句話，就直接站起來走出診間。他可能是沒持續閱讀或太懶，或者兩個原因都有，你有其他更能夠捍衛自己健康的方法。也可以印這篇文章寄給他，或者把這本書拿給他看，他看了之後，或許可以給其他病人更好的建議。

跟我這樣做

　　我愛吃堅果和種子，每天都吃一些。我不抽菸，一直很努力控制體重，所以從來沒有發生大腸憩室炎。就算我有大腸憩室炎，還是可以吃堅果和種子，你也應該這麼做。

功課

　　你可以在 http://bit.ly/JamaDivertic 找到這篇文章，你自己讀吧，或者印一份給你的醫生。你讀了之後，會很納悶醫生幹嘛一直重複這個謊言。把文章給你的醫生看時，請盡量溫柔一點，他顯然無法控制自己散播這個迷思。

Chapter 10

這會讓男性罹患攝護腺癌嗎？

「以前宗教凌駕於科學之上，人們把魔法當成醫學。現在科學凌駕於宗教之上，人們卻把醫學當成魔法。」

——湯瑪斯・薩斯（Thomas Szasz）

謊言

男性服用睪固酮會導致攝護腺癌。

為什麼值得你關心？

男性年紀越來越大，體內的睪固酮會減少，這會導致一堆負面症狀和痛苦，這時候接受睪固酮補充療法，可以輕鬆治好症狀，大幅改善生活品質。

如果這是個醫學謊言，我們就不應該害怕補充男性的睪固酮，但如果這樣會導致攝護腺癌，男性就不應該把握這種治療的機會。

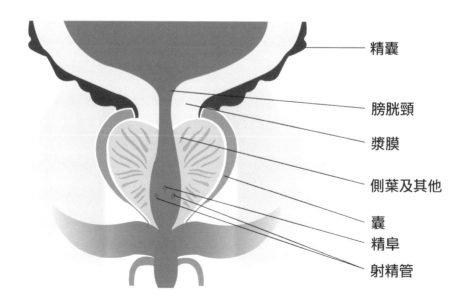

精囊

膀胱頸

漿膜

側葉及其他

囊
精阜
射精管

這個謊言的支持者

你一定沒想到這個謊言是怎麼出現的，更沒想到只有極少研究支持它。這個謊言其實只是個人意見而已，毫無任何研究根據，但其他醫生和專家卻相信這個人未經證實的意見，數十年來不斷重申。

一九四〇年代，查爾斯‧哈金斯（Charles B. Huggins）醫學博士與他的狗，一起在芝加哥大學研究攝護腺癌。全世界就只有狗和人，年紀大了會攝護腺肥大，要煩惱攝護腺的問題（可能跟加工食品有關？我倒不覺得）。哈金斯發現，當他把狗去勢後，狗的攝護腺就縮小了，然後從顯微鏡玻片中觀察，他特別注意玻片上相當於人類長攝護腺癌的部位，發現他的狗去勢後，這些部位也在縮小。

哈金斯博士參考他對狗的攝護腺研究，再搭配現在沒有醫生會使用的實驗室實驗（酸性磷酸酶檢測），對攝護腺癌病人做有限的研究。他得出一個結論，他認為攝護腺癌病人接受睪固酮補充治療，根本是在火上加油，睪固酮恐提高攝護腺癌的風險。他在第一期《癌症研究期刊》（*Cancer Research*）刊登文章，詳細說明自己的研究結果。然而，他只研究三位有注射睪固酮的男性，而且他的研究報告只探討其中兩位，更何況這兩位又有一位去勢了。

由此可見，這個有關睪固酮和攝護腺癌的醫學謊言，只基於一位接受過荷爾蒙療法的病人的研究！

雖然哈金斯博士是這個領域的專家，隸屬於知名的機構，卻在幾乎沒有證據之下，隨便做出結論。這個理論缺乏實質證據的支持，但數十年來醫生都無法反駁這個醫學謊言。重複這個謊言的醫生也不會遭到其他醫生的排斥和騷擾，還好這個謊言的支持者越來越少了，但仍有懶得思考的醫生（包括泌尿專科）還在說這個謊。

你我都應該知道的常識

我們在媽媽子宮裡的時候，體內睪固酮都是零，然後開始攀升。我們很少檢查健康孩童或成人的體內睪固酮，但凡是四十歲以上的男性，出現疲倦、肌肉喪失或對人生缺乏興趣等症狀，我們就會檢查他的睪固酮多寡，這是完整醫學檢查的一部分。男性睪固酮會在十七至二十歲達到高峰，而後慢慢下滑，降低到某個階段，就會出現常見的症狀，例如骨質減少、貧血、失眠、肌肉流失和嚴重疲勞。就算睪固酮降低了，如果稍微矯正，情況會大幅改善。睪固酮補充療法已經在歐洲和加州實行數十年，並沒有提高攝護腺癌的機率，但病人的體力、耐力和健康卻有改善。

因此，當我們盲目的宣稱增加體內睪固酮，可能會提高攝護腺癌的機率，實在是太愚蠢了。如果體內睪固酮高是攝護腺癌的風險因子，高中男生的睪固酮那麼多，應該經常死於攝護腺癌。你去回想念高中的日子，有多少同學得了攝護腺癌？是不是？沒有半個！那個年紀的男生，體內睪固酮達到一生的高峰。唯有當男性年紀大了，睪固酮開始下降，或者睪固酮／雌激素比下滑，才會有罹患攝護腺癌的風險。攝護腺癌病患都是睪固酮低的老年人，年輕男性體內的睪固酮多，不會得攝護腺癌。靜下來想一想吧。如果醫生還在想這個謊言，你光憑簡單的常識，就足以對他發出嚴重質疑。

研究顯示

這個謊言始於一份僅記錄一位病人的醫學研究，不僅愚弄很多醫

生，也讓很多病人受苦。從此以後，這個領域有很多研究刊登，所有嚴謹的大規模研究都證實，睪固酮補充療法和攝護腺風險增加之間沒有關聯性。

後來每一份嚴謹的研究都在駁斥這個醫學謊言，但因為過去這個研究主題受到敵視，研究人員寫研究企劃就有點輕率，但未來的趨勢已定，勢必會轉而證明睪固酮補充療法不會提高罹患攝護腺癌的機率，甚至對治療攝護腺癌有益。這個主題還需要更多研究支持，確認睪固酮補充療法對男性有什麼益處。

原來真相是……

如果男性睪固酮在正常值的上限，他的身體會處於最佳狀態。讓男性睪固酮保持在正常值的上限，沒有證據證明會有負面風險。

很多年以前，一般老人家的睪固酮，比現在的老人家高很多，不確定是他們飲食更健康，還是習慣活動筋骨，還是少接觸化學物質（或者有其他原因）。無論原因是什麼，現在男性的睪固酮就是比以前的人低，我們必須解決這個問題。我經常看到三十幾歲的男性只有不到三百的睪固酮（正常值是三五〇至一二〇〇）。這個趨勢很令人擔憂，如果這些男性放棄自己不治療，往後數十年間，睪固酮還會持續減少，醫生必須為男性病患補充睪固酮，同時從環境和飲食雙管齊下，看看如何能提高一般男性平均的體內睪固酮。

這個醫學謊言值得醫生和專家借鏡，千萬不要隨便把醫學權威的話奉為絕對的事實；此外，病人也不應該隨便相信醫生說的話。這些年來，醫生害怕檢查或治療病人的睪固酮，導致無數病人受盡折磨或早

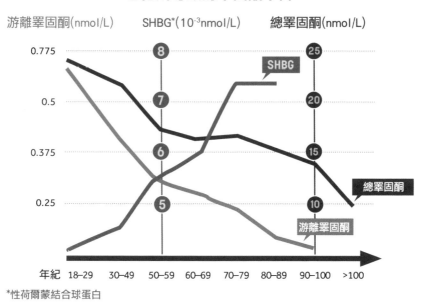

老化所導致的睪固酮下降

游離睪固酮(nmol/L)　　SHBG*(10⁻³nmol/L)　　總睪固酮(nmol/L)

年紀　18–29　30–49　50–59　60–69　70–79　80–89　90–100　>100

*性荷爾蒙結合球蛋白

死。男性理應獲得適當的照顧，但是在這個主題上，他們必須先自我教育，才能夠教育他們的醫生。

　　目前這個主題的醫學謊言正在慢慢逆轉，至少還是有一些會閱讀和思考的醫生。專家也開始研究睪固酮低下有沒有可能導致攝護腺癌，這樣看來補充男性睪固酮似乎有可能防止罹患攝護腺癌，以及預防其他很多老化問題。

　　我們需要更多有意義的研究來釐清，但現在比較前衛的醫生都認為補充睪固酮沒有安全疑慮，甚至有可能預防多種疾病和病症。如果醫生告訴你補充睪固酮有危險，可能會提高罹患攝護腺癌風險，你顯然要趕快換一個醫生，如果你喜歡你的醫生，那就試著教育他。

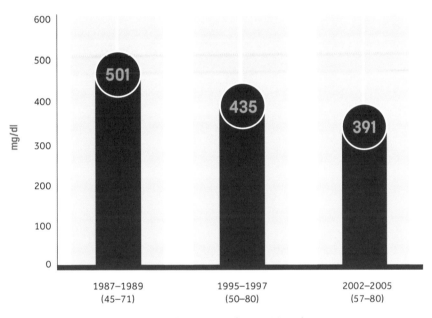

美國麻州男性老化研究的男性睪固酮濃度

- mg/dl
- 600
- 500
- 501
- 435
- 400
- 391
- 300
- 200
- 100
- 0

1987–1989
(45–71)

1995–1997
(50–80)

2002–2005
(57–80)

觀察年齡（年齡範圍）

■ 平均總睪固酮

跟我這樣做

　　我從飲食和活動雙管齊下，還有盡量少接觸毒素，一直把自己的睪固酮保持在正常值的中上。

　　我從來不吃塑膠容器或保麗龍容器裝的熱食或熱飲，也盡量不吃罐裝食品；我會特別注意這些情況，是因為塑膠容器和罐頭塗層的化學原料，有可能滲入食物，導致睪固酮低下和其他問題。等到有一天我無法

靠飲食、運動和生活習慣維持正常的睪固酮，我會跟醫生合作補充生物合成的睪固酮。

功課

　　這裡列出的三本書，都是我認為最能夠破除迷思以及提供實用資訊。你讀的書越多，就越不害怕把睪固酮保持在正常值的上限。

書籍：《身心健康的睪固酮療法》
亞伯拉罕・摩堅泰勒（Abraham Morgentaler）醫學博士著
這位哈佛教授說出事實真相，當你讀了這本書，就不會怕補充睪固酮。

書籍：《生活計畫》
傑弗瑞・萊夫（Jeffry S. Life）醫學博士著
萊夫博士詳細說明睪固酮補充療法，以及其他老年人必須知道的主題。
他本身也以身作則，為其他男性樹立優良的典範。

書籍：《雌激素化：雌激素為什麼會讓你發胖、生病和不孕》
安東尼・傑伊（Anthony Jay）博士著
你以為塑膠只有雙酚 A（BPA）值得你擔心嗎？這本書會讓你如夢初醒！傑伊博士指出塑膠可能傷害你健康的途徑。

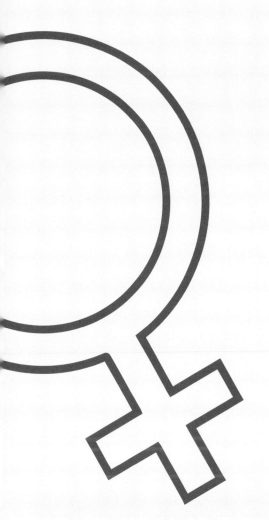

Chapter *11*
女性需要的不只有雌激素

「醫生開出自己不是很清楚的藥，治療他們不太明白的疾病，醫治他們一無所知的人。」

——伏爾泰（Voltaire）

謊言

更年期婦女通常不需要黃體素，也根本用不著睪固酮，頂多只要補充合成的雌激素，來控制熱潮紅的症狀。

為什麼值得你關心？

你的荷爾蒙遠遠勝過你身體裡的一切，會影響到你整個人的身心狀況。如果荷爾蒙維持在最佳狀態，你也會處於最佳狀態；如果荷爾蒙不足，元氣也會大傷，一個明智的醫生可以輕鬆診斷並治療荷爾蒙低下的問題。

你本來就應該讓自己處於最好的狀態，如果補充女性荷爾蒙是安全的，可以讓你活得更快樂，大可放心服用；如果女性只需要補充合成的雌激素，那你大可不用費心管睪固酮和黃體素。

這個謊言的支持者

這幾百年來，女性不知怎麼的，都是最命苦的病人，例如歇斯底里（hysteria）和全子宮切除術（hysterectomy）的英文字，剛好都有相同的字首，這字首正是希臘字的子宮（hustera）。以前的醫生認為，如果女性的表現過度歇斯底里（違背當時的社會規範），都是因為子宮在作怪，讓女性整個人發瘋，所以要接受全子宮切除術。

我不是在開玩笑，這種醫療診斷和治療模式持續很多年，當時最聰

明的醫生和專家都同意這種診斷和治療計畫，而在無數的女性身上施行過（把這個故事謹記在心，如果你的醫生又說了醫學謊言，你就說天下的專家都一個樣）。

因此，聽到醫生說這種蠢話，不要太驚訝，比方他們會說「更年期婦女只需要雌激素一種荷爾蒙」，而且他們說的雌激素是合成的（假的），他們可能還會說「女性不需要睪固酮，反正她們體內本來就不會分泌」，這兩段話我都聽過執業醫生說過，大言不慚說這種話真的是無知，丟臉至極，這樣治療病人簡直是弊端。

事實上，健康的停經前婦女明明就會分泌睪固酮。不用說，這個問題的正反論點都缺乏有意義的研究，醫生和大藥廠並不在乎更年期的婦女是否舒適健康，除非要趕著讓美國食品藥物管理局通過他們價值數十億美元的新藥。

我先來說一說女性服用睪固酮藥丸的故事，讓你明白現代醫學在治療女性荷爾蒙問題時有多麼低劣。以前市面上有睪固酮藥丸，可以讓男性提高體內的睪固酮，稱為甲基睪酮，也以好幾種廠牌名稱銷售。一開始大家覺得這個藥丸很安全，但後來發現口服甲基睪酮可能毒害男性的肝臟，從此再也沒有開藥給男性。然而，甲基睪酮至今依然開給女性，跟假雌激素（Estratest）一起服用。

真的是這樣，難道是女性的肝臟特別神奇，硬是比男性的肝臟更百毒不侵，還是說女性的肝臟壞掉就算了。我是絕對不會開口服睪固酮給我的男性或女性病人，因為研究告訴我這種藥對肝臟不好，無論男女都是如此。

如果你是女性，醫生開給你口服的睪固酮，你就質問他，為什麼這對你老公和哥哥的肝臟不好，對你的肝臟就沒有問題？你還要質問他是根據什麼研究來做決定的。

你我都應該知道的常識

　　根據我從病人聽來的意見，女性青春期後期或二十歲出頭，正好是她們狀態最好的時候；身體的外表和運作完全符合她們的要求，心情也比較可以預測和穩定。

　　這個年齡層的女性發生乳癌和其他癌症的機會極低（幾乎是零），但依照目前一般醫生的想法，這個年齡的女性由於體內荷爾蒙太高，乳癌和子宮癌症的發生率高。

　　每當四十幾歲以上女性想要補充荷爾蒙，醫生就會基於相同的邏輯，深怕因此提高癌症風險。如果女性在二十幾歲體內荷爾蒙激增的時期都不會提高癌症風險了，到了六、七十歲也不會有這種問題，前提是要補充生物同質性荷爾蒙。

　　大藥廠一直在生產化學合成荷爾蒙（例如 Premarin、Prempro 和 estradiol），即使研究證實這會提高女性罹癌風險，很多醫生仍繼續開這些藥，而另一方面，醫生卻不太願意開安全的生物同質性荷爾蒙。我建議女性在補充荷爾蒙時，只使用生物同質性荷爾蒙。

研究顯示

　　關於女性更年期期間或之後的荷爾蒙需求量，至今仍缺乏有意義的研究，研究人員只顧著證明合成雌激素例如 Premarin 是否夠安全，以便通過美國食品藥物管理局的核准，一旦取得許可，就停止一切有意義的研究。

　　許多大藥廠贊助的研究，都爭相證明某一種假雌激素比另一種更

好，卻沒有去比較合成雌激素和生物同質性雌激素，但這才是這個領域的醫生最應該做的研究。

至於黃體素和睪固酮，醫學界真的很丟人現眼，至今大多數醫生仍告訴病人，黃體素只對女性的子宮有用，既然沒有子宮了，就不再需要黃體素，他們顯然沒把女性腦部的黃體素受體放在眼裡。醫生對睪固酮也有相同的看法，大部分醫生都不明白女性需要睪固酮，來讓自己的感覺、行動和外表維持在最佳狀態。這些醫生會說，給予女性睪固酮不符合自然法則，而且是有危險的，但女性的心臟和腦部明明有睪固酮的受體。這方面的荷爾蒙補充研究極度缺乏，這些醫生還敢自稱女性健康專家，真是大言不慚。

原來真相是……

人體有很多種荷爾蒙，每一種荷爾蒙都攸關許多器官系統的正常運轉。如果醫生覺得更年期婦女只要服用抗憂鬱藥，或者補充合成雌激素就夠了，那真是太可恥了。我認為讓女性病人補充荷爾蒙，使其感覺良好、保持苗條、享受人生，這明明是基層醫療做得到的事情；雌激素確實起了關鍵作用，但黃體素和睪固酮也不遑多讓。

女性要保持最佳狀態，必須補充三種荷爾蒙。睪固酮跟女性的心臟健康、體力和幸福感有關，所以睪固酮對男性和女性同等重要，女性補充睪固酮也可以維持肌肉、頭髮和肌膚的健康。不過，女性需要的睪固酮不到男性的十分之一，但如果缺少這麼一點點的睪固酮，女性就會無精打采，思緒不清，看起來比實際年齡蒼老。如果女性缺乏黃體素，就會在更年期開始焦慮、失眠和增重。女性補充荷爾蒙之前，不妨先做簡

單的檢驗，補充期間也要定期檢驗，有助於把女性的雌激素、睪固酮和黃體素維持在理想範圍。女性補充荷爾蒙不會因此而變了個人，反而會再度做回她自己。

如果你已經超過三十五歲，深受疲倦、焦慮、失眠和／或憂鬱所苦，醫生幫你做其他檢查時，麻煩他順便確認你的體內荷爾蒙，記得問他會檢查哪些荷爾蒙，如果他沒有納入睪固酮和黃體素，要質問他原因。如果他說女性不需要睪固酮，甚至說那是男性荷爾蒙，你就對他翻白眼，直接走人（不妨送這本書給他看，順便留下措辭強烈的訊息）。你本來就應該保持在最佳狀態，如果所有荷爾蒙都有好好補充，這是可能實現的，千萬不要讓懶惰或缺乏批判思考的醫生阻礙你。

跟我這樣做

我老婆每年都會檢查體內荷爾蒙，一旦飲食和生活習慣無法讓她保持在正常值之上，醫生就會開始為她補充荷爾蒙。我是醫生，如果還讓老婆承受荷爾蒙下降的無謂之苦，我就真是罪人了。

功課

你光是跟醫生說，女性變老以後，不只需要雌激素，就會讓許多醫生的大腦斷線。下次你去看診前，記得先充實知識，可以讓你的醫生大開眼界，或者讓自己覺悟該換醫生了。

以下推薦的這本書將提供你所有必要的知識，讓你開始恢復荷爾蒙

健康。這本書的作者是醫生，真心重視女性的健康，也很關心女性真正的荷爾蒙需求。

書籍：《女性荷爾蒙的祕密：睪酮劑如何改變妳的人生》
凱西・莫平（Kathy C. Maupin）醫學博士著
莫平博士一直是婦科專家，她提供女性實用的知識，讓女性的身體保持最佳狀態。

Chapter 12

病毒會嘲笑抗生素

「藥物用在刀口上,當然有其價值,但充其量都只是暫時的應急措施。藥物用對地方效用大,若用錯地方傷害則更大。」

——伍茲‧哈欽森(Woods Hutchinson)

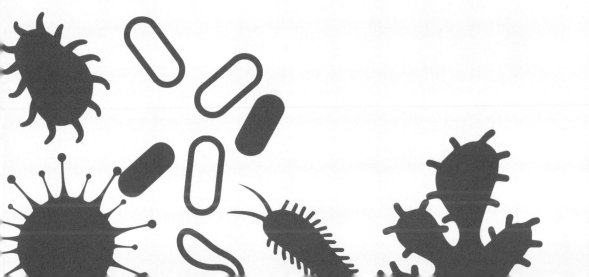

謊言

每當你流鼻涕、耳痛或咳嗽，除非服用完整療程的抗生素，否則不會好轉。如果服用抗生素，流鼻涕、耳痛或咳嗽的症狀就會加速痊癒。

為什麼值得你關心？

我們一向認為服用抗生素沒什麼大不了，但其實服用完整療程的抗生素非同小可！抗生素在服用期間有危險性，長期下來還會傷害你的健康，如果你的感染病症對抗生素沒反應，就不應該冒險使用抗生素。至於對抗生素有反應的感染，仍要權衡服用抗生素的風險和利益，當我們服用抗生素，一定要考慮其他配套措施，來緩解抗生素療法的併發症。

這個謊言的支持者

自從大家知道盤尼西林的殺菌效果，可以救人一命，人類就紛紛使用這種看似神奇的神藥。抗生素無疑拯救無數人的性命，但也有很多人因為抗生素使用不當而喪命，或者過著悲慘的生活。大量研究顯示，抗生素對某些細菌很有效，也證實服用抗生素的好處，只可惜大家懶得查證，還有藥商只顧著賺錢，就連對抗生素沒反應的感染，或者沒用抗生素也會痊癒的感染，也濫用抗生素治療。抗生素在世上的情況使用當然有效，這是無庸置疑的，但問題是醫生太常開抗生素了，就連不需要抗生素或抗生素不管用的時候也用。

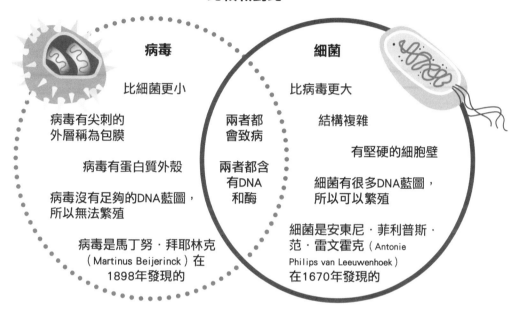

比較和對比

病毒
比細菌更小

病毒有尖刺的
外層稱為包膜

病毒有蛋白質外殼

病毒沒有足夠的DNA藍圖，
所以無法繁殖

病毒是馬丁努‧拜耶林克
（Martinus Beijerinck）在
1898年發現的

兩者都
會致病

兩者都含
有DNA
和酶

細菌
比病毒更大

結構複雜

有堅硬的細胞壁

細菌有很多DNA藍圖，
所以可以繁殖

細菌是安東尼‧菲利普斯‧
范‧雷文霍克（Antonie
Philips van Leeuwenhoek）
在1670年發現的

　　數十年來，醫生的一言一行，都在宣傳這個謊言。即使醫生在候診室放了小冊子，告知病人感冒和其他感染都是病毒造成的，對抗生素沒什麼反應，但你離開診間時仍會拿抗生素回家吃。醫生彷彿耐不住病人的苦求，就算沒必要仍會開抗生素。

你我都應該知道的常識

　　沒必要還堅持吃藥，不僅是愚蠢的行為，還可能會有危險。藥物包括抗生素在內，既是強大的工具，也有可能威脅性命。藥物的使用必

須把握適量和適當的時機。我們從小就學習到，病菌和細菌對我們不好，應該盡可能消滅，於是我們用各種抗菌產品，來摧毀遇到的任何細菌⋯⋯每個家庭主婦都夢想有一個完全無菌的乾淨工作台。

不過，這種無菌生活的夢想，其實是最近才出現的。那些想靠抗菌產品獲利的公司，正是背後主要的支持者。人類的生活從古至今，本來就有很多細菌、病毒和黴菌在我們身上或體內，其中有些對我們很不好，但大多數是無害甚至有益。你體內的細菌 DNA 遠超過你自己的DNA，細菌就跟人一樣，可能是我們的朋友或敵人，或者非敵非友的中立角色，醫生的工作就是要找出我們體內的細菌，只針對有害的細菌使用抗生素。

研究顯示

關於細菌對人體影響的研究有很多方向，我大致歸納如下：

- 大多數感染都不是細菌造成的。
- 抗生素對病毒感染無效。
- 病毒感染會持續數日（三至十四天），然後就會結束。
- 有些細菌會讓我們病重或死亡。
- 抗生素會殺死很多細菌，包括壞菌和好菌。
- 濫用抗生素會生成抗藥性的細菌。
- 殺死好菌對健康有負面影響。
- 服用抗生素會導致體重增加。
- 聰明使用抗生素，通常就是叫我們不要用。

這串清單看來複雜，但細菌和抗生素使用的主題，本來就很複雜和

神祕，還好最新研究和專家意見似乎都有導向正軌：我們只需在特定情況使用抗生素，也只該持續一段時間，不能不惜一切濫用於各種情況。

原來真相是……

　　人類住在地球上，大多數時間都是又髒又亂的。對人類的生存而言，髒亂是常態，而非特例。我們的免疫系統多年來持續跟這些細菌學習，甚至合作；目前在你體內就有很多細菌，你都不禁要懷疑是這些細菌屬於你，還是你的身體屬於牠們。只有極少數細菌在極少數情況下是危險的，這時候才該用抗生素治療。

　　每當你使用抗生素治療感冒和其他病毒感染，會發生兩件事：

- 抗生素對你的病因以及生病天數毫無影響。
- 抗生素會殺死存在於腸道和你的體內其他部位以及身體表面的好菌，細菌大屠殺可能對健康造成很多傷害。

　　當我們更了解好菌，我們會知道它好處多多，從保護皮膚、維持身材到預防自體免疫疾病。

　　細菌以各種方式幫忙我們，只是我們不太清楚而已；既然如此不了解細菌，顯然更應該謹慎使用抗生素，以免傷害這些善良溫柔的好菌。每次小感染就使用抗生素，就好比牧場主人在牧場發現火蟻窩，擔心火蟻（病毒）會叮人和牛，就隨便找專家（醫生）來趕走牠們，專家的處理方式是在牧場（你的身體）爆破集束炸彈（開抗生素）。等到煙霧散去，你期待看到所有火蟻都被炸死了，但你會很驚訝專家也殺光了你的牛，更慘的是專家的炸彈也毀了你的牛欄，可見爆破集束炸彈是很差勁的策略，這是一般牧場主人都知道的道理 。

　　一些醫生隨即把矛頭指向病人濫用抗生素，但問題不是濫用抗生素，而是濫開抗生素。心急如焚的家長帶孩子去看醫生，醫生因應要求開抗生素，絕對不是家長的錯，家長只是想確保孩子會好轉而已。如果醫生開太多胰島素，難道是糖尿病病人的錯嗎？醫生隨便因應家長要求開給小孩抗生素，當然也不是家長的錯，醫生應該分辨何時該用抗生素，如果沒必要就直接拒絕。我認為這是醫委會應該更主動監督醫生的地方，得對濫開抗生素的醫生制裁和開罰。

　　如果要避免醫生隨便開抗生素治療病毒感染，當你流鼻涕、喉嚨癢和咳嗽的時候就不要去看醫生。病毒本來就會造成這些症狀，根本沒有神奇藥丸可以讓症狀快點消失，但你的醫生太想要幫你，也想要讓你見識他的厲害。如果你帶著束手無策的病症去看醫生，就會像第二章說的，觸動了醫生的人性，他絕對會做點什麼，而非什麼都不做，即使做那件事會造成長期傷害也在所不惜。大多數醫生都無法讓自己什麼都不做，其實不作為才是病人當時最需要的治療。

　　感染或疾病通常不是壞菌造成的，而是體內菌種不平衡，才發生了病毒感染。當我們對這個主題越了解，會發現更好的策略，其實是把更多好菌導入體內，而非殺光所有細菌。益生菌越來越流行，但各種病症需要多少量和多少種類的益生菌，仍有待進一步確認，至少大家已經明白益生菌是更有效的策略，比服用抗生素直接在體內引爆炸彈的好。

　　唯有當你確定自己是細菌感染，你的細菌感染極為危險，身體可能不會自己痊癒，才要進行完整的抗生素療程。如果你是流鼻涕、咳嗽或低溫發燒去看醫生，根本不需要服用抗生素，如果醫生開抗生素給你，是在傷害你的健康幫倒忙。你一生只有極少數的時刻，真正需要慎選且密切執行的抗生素療程，如果每次看醫生，醫生都開給你抗生素，你要問他為什麼非用抗生素不可，這背後是基於什麼研究結果。

跟我這樣做

我好幾年沒有服用抗生素了，我很幸運極少感染，但如果我發生病毒感染，都是到最後非不得已才會想到抗生素。益生菌是我每天都要補充的，我發現這可以預防其他人常見的感染，除非我發生特定幾種嚴重的細菌感染，否則連想都不會想到抗生素。

功課

越來越多醫生和專家意識到，抗生素是危險的工具，只應該用於特殊情況。下列兩本書詳細說明為什麼身體需要好菌，等你讀完這兩本書，會開始保護和滋養體內的好菌，而非引爆炸彈炸光它們。

書籍：《我們只有 10% 是人類：認識主宰你健康與快樂的 90% 細菌》
亞蓮娜・柯倫（Alanna Collen）博士著
這本睿智的書以詼諧的口吻，深入說明你體內有多少細菌，對你有什麼好處，為什麼要善待牠們，這是所有醫生和病人必讀的好書。

書籍：《不該被殺掉的微生物：濫用抗生素如何加速現代瘟疫的蔓延》
馬丁・布萊澤（Martin J. Blaser）醫學博士著
這本書提供大量的知識，為我們說明濫用抗生素會造成哪些傷害，對健康有什麼負面影響。

Chapter *13*
地球上的鹽

「我們正處於醫學黑暗時代，需要來自光明的法律保護。」

——詹姆斯·藍道爾·貝斯福（James Lendall Basford）

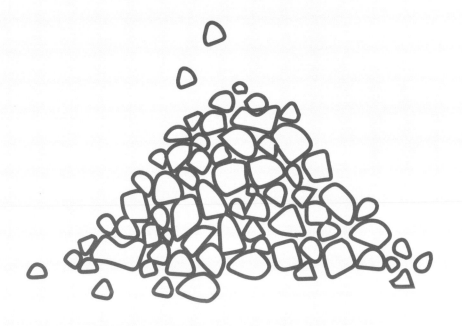

謊言

吃鹽會提高你高血壓的風險，進而提高心臟病發和中風的風險，你應該盡量吃低鹽料理來預防心臟病。

為什麼值得你關心？

你顯然想要避免心臟病發，但也想享受美味的食物，最壞的結果就是多年忍受淡而無味的食物，卻還是提早心臟病發。如果吃鹽真的會提高心臟病發和中風的風險，我們就要避免吃鹽，盡量多吃清淡的食物；如果吃鹽是安全的，我們大可放輕鬆，想放多少鹽就放多少。當你忙著擔心根本不會提高心臟病發風險的食物，例如鹽，便無法專心對付真正會提高心臟病發風險的事物（例如胰島素抗性、慢性發炎、過胖和濫用酒精）。

這個謊言的支持者

世界上每一位科學家和醫生，幾乎都會提出這個訓練有素的建議：少吃鹽可以降血壓，進而降低你早發心臟病的機會。即使沒有證據的支持，也沒有什麼錢好賺，這個醫學謊言依舊風行，幾乎每一位醫生都跳上了痛批吃鹽的列車。每一種刊物從最科學的期刊到最低級的八卦報刊，都有無數的文章支持這個謊言，認為吃鹽會提高血壓，以及心臟病發的機會。然而，如果你仔細看科學文獻，包括那些要證明鹽分和高血

壓有關的文章，會發現其結論浮誇到令人無法相信，反觀有意義的研究皆無法證明多吃鹽和高血壓（心臟病風險高）的關係。

你我都應該知道的常識

人類活在地球上，一直都很愛吃鹽，想吃多少就吃多少，找到多少就吃多少；哺乳類動物都愛吃鹽，寧願為了它跋涉千里。既然哺乳類動物這麼想吃鹽，通常就表示那個物質對於生存的重要性。牧場主人會放一堆鹽塊在棚舍，因為牛很喜歡舔，鹽對牛有好處，沒有壞處。事實上，一般的牛或人，很難會攝取過量的鹽，凡是腎臟健康的人都可以把多餘的鹽分排出，但如果有腎臟疾病，就要跟醫生討論鹽分攝取量。

研究顯示

這個論述的正反兩方都做過無數研究，其中有三份嚴謹的大型研究做出定論：

- 二〇〇三年考科藍文獻回顧（Cochrane Review）審查了五十七個試驗，認為「降低鹽分攝取的長期效益，並沒有受到什麼證據支持」。
- 二〇〇六年《美國醫學期刊》（*American Journal of Medicine*）記錄七千多萬美國人的鹽分攝取量，連續超過十四年來比較他們死於心臟疾病的風險，結果發現什麼呢？攝取越多鈉的人，越不可能死於心臟疾病（沒錯，你讀得沒錯）。

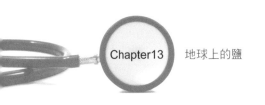

Chapter13　地球上的鹽

- 《美國高血壓期刊》（*American Journal of Hypertension*）收錄一份八千多人參與的研究，結果發現鹽分對血壓毫無影響。

這些研究都證實減少鹽分攝取並無法預防高血壓或心臟病發，但為什麼醫生還要說這個謊呢？老實說，我也搞不懂。

原來真相是……

這個醫學謊言證明了，一旦立意良善的專家相信某件事，就會把這個信念強加到每個人身上，試圖造福全人類。專家的假設基於有瑕疵的觀念和研究，因此他們做出的結論是不正確的，所以醫生會給無數病人誤導人的建議。這些病人只好忍受低鈉的清淡飲食，超級難吃，況且有一份研究指出，這種飲食反而會提高心臟病發的機會。

當專家首次刊登多吃鹽對身體不好的觀念，管制機關（食品藥物管理局、農業部、美國心臟協會、美國醫學會）就馬上跟進幫忙宣傳，然後，每一位醫生都跟病人說這個謊，因為他相信自己是在幫助人。最後，每次你拿起鹽罐，你媽、你兄弟、你隔壁鄰居就會大聲斥喝你；可是再過幾十年，這個謊言就逐漸會被人遺忘，醫生不會再提起，其他人也是如此。

除非你的腎功能不佳，或者有嚴重的心臟問題，否則大可放寬心，想吃多少鹽就吃多少。一般人有健康的腎臟，只要喝足夠的水，就不用在意鹽分的攝取；鹽不會傷害身體，也不會提高血壓，反之每次排尿時，都會把多餘的鹽分排出去。

人體有十分嚴密的機制，絕對會維持血液和組織中有適量的鹽分電解質，包括鈉、氯和其他電解質。如果你以為晚餐多吃一點鹽就會毀掉

這些機制，那就太愚蠢了。未經加工的海鹽比加工過的食鹽好一點，這只是說食鹽差了一點，而非真的很差。最好的鹽是沒有加工過的海鹽，呈現粉紅色或灰色，現代人大多有缺乏部分礦物質的問題，吃這種海鹽會有幫助。海鹽不僅可以增添風味，還會提供你所需的多種礦物質。

如果去看醫生時，他要你少攝取鈉或鹽，說這樣可以降低血壓或解決健康問題，你就放過他吧，他是在重複一個逐漸消逝的謊言。很多好醫生都沒有乖乖讀書，所以無法看穿這個謊言，你大可禮貌地詢問醫生，他是基於什麼研究提出這個建議；這個問題足以督促他戴上眼鏡，趕快補足最新的資訊。這是很好的例子，證明病人如何掌握自己的健康，深入研究他們感興趣的主題，進而對自己的知識和健康感到自豪。與你的醫生一起面對這個醫學謊言吧，你們的關係會變得更好，如果他願意乖乖看書，會成為更好的醫生，但他也有可能惱羞成怒，讓你有機會換一個醫生。

跟我這樣做

我們的餐桌和廚房都會放鹽，而且做每一道菜都會放鹽，我不喜歡太鹹，但我不怕放鹽。我們會使用未經加工自己磨的喜馬拉雅海鹽，什麼菜餚都可以放。就算我以後有血壓問題，仍然會勇敢的使用海鹽。

功課

鹽對於改善身體健康是必要的，但你可能要在槍桿裡裝幾顆知識子

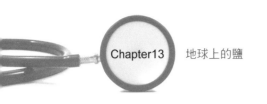

彈，才能夠對醫生發動攻擊。我建議兩本好書和一篇雜誌好文，讓你明白吃優質鹽的所有好處，這篇雜誌文章也整理了專家和政府機構針對鹽說過的蠢話。

書籍：《吃對鹽救你命》
迪尼寇蘭托尼歐（James DiNicolantonio）博士著
迪尼寇蘭托尼歐博士深入探討科學，證明鹽對人類是不可或缺的健康物質，甚至可以改善身體表現。

書籍：《鹽助你健康》
大衛‧布朗斯坦（David Brownstein）醫學博士著
布朗斯坦博士已經反抗這個醫學系統好幾十年了，這本書有許多關於鹽及其健康效益的好觀念和好資訊。

雜誌文章：〈該是結束鹽分戰爭的時候了！〉（*It's Time to End the War on Salt, Scientific American,* 2011 July）
梅琳達‧溫娜‧莫耶（Melinda Wenner Moyer）著
莫耶小姐簡述鹽分淪為不健康物質的歷程，以及保健專家如何搞砸這個議題，至少可以說，聯邦政府有一些決策挺丟人現眼的。

Chapter *14*
所有卡路里並非生而平等

「一些人所謂的健康，主要是靠著長期飲食焦慮來達成的，這比起令人厭煩的疾病，根本沒有好到哪裡去。」

——喬治・丹尼森・普林提斯（George Dennison Prentice）

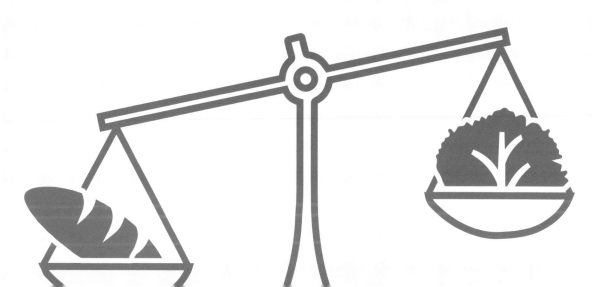

謊言

　　卡路里就是卡路里，不管吃什麼，只要有限制總熱量攝取，想吃什麼都可以。卡路里沒有食物之分，吃東西記得要計算熱量，就可以保持苗條健康，如果想減重，你得燃燒比吃進去更多的熱量。

為什麼值得你關心？

　　如果這個醫學謊言是對的，你就會以相同的眼光，來看待垃圾食物、小點心以及營養的食物。生日蛋糕不是營養的食物，但如果你認為生日蛋糕跟綠花椰菜的卡路里毫無差別，對身體都有相同的效用，生日蛋糕就會是你的食物選項，反正這個謊言告訴你，唯一要擔心的是如何限制每天的總熱量攝取 。

　　如果真的是這樣，只要有注意總熱量，想吃什麼都可以。反之，如果總熱量不重要，你才會去慎選食物，每天吃真正天然的食物，只是偶爾吃點小零食。健康建立在良好的飲食之上，我們必須搞清楚什麼才是真正重要的，如果要維持強大的心智和健康的身體，該如何分配我們的金錢和心力。

這個謊言的支持者

　　醫生和雜誌文章大多在暗示我們，每一種食物的卡路里都是平等的。營養專家經常說，蛋糕的卡路里跟菠菜的卡路里一模一樣，科學家

和部分醫生早在幾年前就不說這個謊了，因為他們看過大規模研究的大量統計資料，發現這個觀念是錯的，根本不值得重申。我發現只有極少數醫學研究專門探討這個謊言，強調這只是沒有根據的專家個人意見，現在主要都是懶惰的醫生和憂心的家人仍舊提及，所以依然害人不淺，導致人選錯食物吃。

你可能讀過或聽過，脂肪每公克的卡路里比蛋白質或碳水化合物更高。如果你是在小鍋爐燃燒食物（如下圖），這個說法並沒有錯。但如果你在乎的是健康和減重的目標，脂肪、蛋白質和碳水化合物就沒有這個差別了，消化系統會以生物化學的方式分解食物，而非像鍋爐一樣燃燒食物。懶惰的醫生之所以重申這種「事實」，是因為他們不會成長，

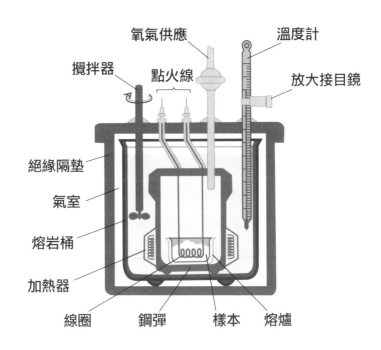

也不會努力找出真相，所以許多立意良善的醫生會直接告訴病人，減重的關鍵在於燃燒比吃進去更多的卡路里，每日熱量赤字會幫助減重。

你我都應該知道的常識

依照我們對卡路里的認識，卡路里就是卡路里，似乎不用在意食物的來源。科學家把各種少量的食物放到小鍋爐燃燒，形成卡路里的概念。他們測量從鍋爐流出的熱能，來決定食物的卡路里，但其實卡路里跟人體代謝食物毫無關係。你只能從卡路里得知小鍋爐燃燒食物時，可以產生多少卡路里的熱能；可是，我們又不會燃燒入口的食物，我們只會消化它。這是一個連常識都想不通的謊言，這個謊言本身就很荒謬，我們被灌輸一種奇怪的描述方式，來呈現各種食物所含的能量。

人體的生物化學作用極為複雜，以燃燒食物來做類比不太好，反而會讓我們誤解。千萬不要相信醫生或營養專家說的話，他們並不是真的明白身體如何運用食物和儲存能量。科學家發明卡路里的概念，只是為了討論食物所含的熱能，但是根本看不出食物是否有益健康，或者食物會讓你增胖或減重。

研究顯示

這個謊言缺乏研究支持。一直以來，科學家只是計算地球上每一種食物的卡路里，根本不管人體在不在乎食物的卡路里，或者身體同不同意實驗室計算的食物飲料熱量。

目前從健康或過胖出發的重要研究，皆不認為蛋糕的卡路里跟培根或朝鮮薊的卡路里是同等的，但醫學和營養學的圈內人卻認為這是不證自明的「事實」，以為所有卡路里都是同等的，於是這個醫學謊言成為所有營養建議的基礎。

二〇一二年《美國醫學會雜誌》（*JAMA*）有一份研究踢爆這個謊言，分析了三組每天吃相同卡路里的病人，其中一組病人攝取大量的碳水化合物，一組攝取高蛋白飲食，一組攝取高脂肪飲食。你覺得哪一群人減了最多體重？你基於目前為止累積的知識，可能不會選擇高脂肪那一組，但高脂肪組確實比其他兩組減了更多體重。你的醫生應該閱讀那篇文章，別再把時間浪費在計算卡路里，以及實行低脂飲食上。

原來真相是……

醫生都很忙，只可惜大多數醫生都不明白，如果想幫助病人，與其認識大藥廠的新藥，還不如多累積正確的營養學知識。可是，醫生不想成為營養學家，卻想成為藥物和用藥專家，只有極少數醫生體認到，只要病人受到適度的教育和鼓勵，照著正確的飲食去吃，大部分藥物和治療都沒必要。如果病人問：「第二型糖尿病可以治好嗎？」或者「從營養來預防心臟病發、中風和癌症的效果有多好？」我很好奇其他醫生會怎麼回答，但我擔心一般醫生會回答「治不好」和「有用，但比不上你吃的那些藥」。一位優秀的基層醫療醫生，應該掌握最新的營養學研究，有能力教育他的病人該如何飲食，以達到並維持健康的體重；他應該也要落實這些建議，為了病人以身作則。

如果想深入研究這個議題，最好觀察這三十年來醫療建議和過胖率

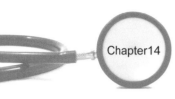

Chapter14 所有卡路里並非生而平等

的關係。這些日子以來，大家老是重申卡路里沒有優劣之分，但整體人口卻是持續增胖。

整體人口的平均體重上升，再次證明了綠花椰菜的卡路里優於餅乾的卡路里。計算卡路里根本是在浪費時間，你等於把寶貴的精力和動力，浪費在無助於減重的事情上，這樣減重注定會失敗。

一般人決心減重，讓自己變健康的時候，通常會興致勃勃開始計算熱量。他們會持續一、兩個月，然後發現沒什麼成果，就會垂頭喪氣，慢慢的就會放棄。（聽起來很熟悉嗎？）有時候，爛醫生還會落井下石，讓病人為自己的放棄感到罪惡感，但明明就是同一個醫生給出的爛建議，害病人無法堅持到最後，真是令人生氣。本來就不可能成功的蠢觀念，病人最終放棄這個蠢觀念，並不需要感到罪惡的！如果你現在的飲食計畫，經常要計算卡路里，那終究會失敗。如果你的目標是減重不復胖，還有改善健康，計算卡路里根本於事無補，你應該要開始研究該怎麼吃和怎麼做，才可以維持理想體重。

當你準備好了，也有心減掉更多體重，會希望自己的努力有成，減掉最多的體重，你一點也不想花很多心力，卻只減了幾公斤，搞不好最後還復胖。你想做立竿見影，永遠不復胖的事情。如果你的醫生說，減重的關鍵在於減少卡路里攝取和多運動，請克制你的怒氣。他可能最近非常忙碌，沒辦法閱讀最近幾年的醫學文獻，你不妨建議他看一、兩篇文章，幫助他趕上潮流。

你告訴醫生，你要開始吃真正的天然食物，盡情吃到飽為止。你可以解釋蛋糕的卡路里並不等於藍莓的卡路里，所以你要拒吃前者而改吃後者。千萬不要浪費任何一秒鐘或熱量，來煩惱你到底吃了多少卡路里，總卡路里跟減重毫無關聯，你的醫生應該從此覺悟。增重是因為你吃錯了食物，搞砸了胰島素代謝機制，而不是攝取了太多卡路里。

跟我這樣做

　　我以前吃了大量的加工食品，食品標示淨是一堆奇怪的成分。自從我發現自己是一個肥胖、脾氣差、疲倦、胃灼熱、流鼻涕的醫生，根本沒有資格給任何人保健或營養建議，我就開始改變自己。現在我很少吃成分超過一項的食物，例如綠花椰菜的成分就只有綠花椰菜。在我們家中，吃天然食物是常態，而非特例。人體和消化系統懂得應付天然食物，但如果換成有一堆添加物的加工食品，身體會摸不著頭緒，身體會直接把那些食物囤積在小腹和屁股。

功課

　　所有卡路里生而平等的謊言，實在太蠢了，我已經談了很多，現在你要做一些功課，研究自己的身體有什麼需求，身體會如何運用你吃的食物。我介紹幾本好書給大家，其中前三本是我的啟蒙書，改變了我對人類營養的想法，以及行醫的方式。你讀完這三本書，在人類營養的領域，會比世界上百分之九十五的醫生更有見地。

書籍：《新原始藍圖：重組你的基因，輕鬆減重、維持健康和保持活力》
馬克・西森（Mark Sisson）著

這本書描述理想的生活應該有狩獵採集者的外表（肌肉線條和精實）和感受（愉快和精力旺盛）。（我閱讀的是更早的版本）

書籍：《風靡全球！原始飲食法》
蘿倫・柯登（Loren Cordain）博士著
如果要認識人類健康和營養，這是我最推薦的書。這位作者把現代營養科學狠狠批評過，還好現在的醫生和專家已經開始認清真相。

書籍：《限醣飲食革命：高卡路里飲食維持纖細身材》
羅伯特・阿特金斯（Robert Atkins）醫學博士著
我實在無法想像阿特金斯博士初次推銷這本書時，要面對多少的冷眼冷語。他是會跳脫框框思考的醫生，對於醫學典範轉移功不可沒，他擁有具革命精神的靈魂。

書籍：《好卡路里，壞卡路里：醫師、營養專家、生酮高手都在研究的碳水化合物、脂肪的驚人真相！》
蓋瑞・陶布斯（Gary Taubes）著
這本書首度揭發卡路里和減重的真相，這個真相早已存在數十年，只是被大多數醫生遺忘了。

Chapter *15*
鈣質攝取過量會不會腎結石？

「醫學的藝術就是用大自然治病，用醫學娛樂病人。」

——伏爾泰

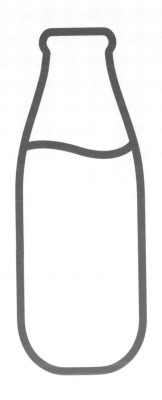

謊言

飲食過量的鈣質，可能導致腎結石；如果你已經有腎結石，更應該減少鈣質攝取，以免再次腎結石。

為什麼值得你關心？

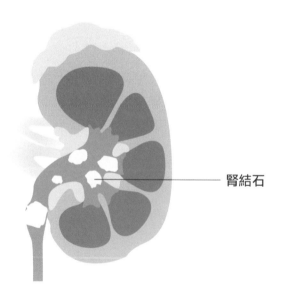

腎結石

大顆腎結石無疑會造成人體最大的痛苦，這是女性認為比生孩子更可怕的痛苦，你絕對不會想經歷的。這些年來我遇過很多位女性，跟我說腎結石比生小孩痛很多，身為男性，我能做的只有在從一至十的疼痛強度，直接把腎結石評為二十五，並祈禱我永遠不要經歷。我從來沒聽

過女性會拿其他疼痛來類比生孩子的痛，就連多處骨折也沒有。如果高鈣食物會增加腎結石的風險，你可能應該要少吃；但如果高鈣食物不會提高腎結石的風險，你想吃多少就吃多少吧。

這個謊言的支持者

很多路人和一些醫生都會重申這個謊言，把它當成事實，但其實沒有研究證實吃高鈣食物會提高腎結石風險，只有部分二流研究顯示服用大量鈣片和腎結石可能有關，但除非有人做出有意義的研究，否則這個推論仍未有定論。

你我都應該知道的常識

腎結石主要的成分是鈣質，所以吃太多鈣質會提高腎結石風險，聽起來還滿有道理的。鈣質攸關骨骼發育和無數身體功能，怪不得你要確保自己攝取充足。血液和尿液所含的鈣質，其實受到身體機制的嚴密控制；鈣質代謝的機制很複雜，絕對不可能簡化成「攝取太多鈣會讓身體結石，造成人類最大的痛苦」。

研究顯示

沒有研究顯示，飲食中的鈣質過高，腎結石的風險就會提高。此

外，沒有研究顯示，得過腎結石的人降低鈣質攝取，就會降低腎結石復發的機會。

內分泌學會第九十四屆會議發布一份研究，主張服用鈣片可能提高腎結石的風險，但這個證據還無法令人信服。

原來真相是……

你從飲食攝取的鈣質，並不會導致腎結石。如果你曾經有過腎結石，不表示就應該拒吃高鈣食物，想要降低結石風險是有辦法的，但絕對不是少吃有鈣質的食物。

這些年來，大家很流行吃鈣片，尤其是女性。雖然這麼做可能沒必要，也不一定會強化骨骼，但女性腎結石並沒有突然暴增，其實最可能強化骨骼（從各種層面幫助身體的生物化學作用）的營養素是維生素 D，只可惜女性普遍缺乏。

一般人只要飲食健康，鈣質攝取量通常會足夠，但現代飲食幾乎不可能含有足夠的維生素 D_3。

我們經常被耳提面命，曬太多太陽有可能會得皮膚癌，所以要盡量躲著太陽，但如果不曬太陽，就無法自然取得維生素 D 啊！因此，一般人每天都要補充維生素 D_3。別擔心會從飲食攝取過多鈣質，因而導致腎結石，但是要麻煩醫生為你檢查維生素 D-25 指數，確認你體內的維生素 D 是否足夠。

如果醫生跟你說，減少鈣質攝取可以預防腎結石，你應該有禮貌的詢問他，他的建議是基於哪一份研究。這個問題可能會讓他焦慮，但這是改善你們合作關係的大好機會。

跟我這樣做

我從來沒得過腎結石，想繼續保持下去。吃天然食物會提供我充足的鈣質（羽衣甘藍、沙丁魚、綠花椰菜、秋葵和杏仁），一點也不需要喝牛奶。除非我能賺大錢搬到熱情陽光的西礁島，否則還是會繼續每天補充維生素 D_3，不然我無法曬太陽，從大自然獲得大量維生素 D。

功課

既然真正的問題不在於攝取足夠或過多的鈣質，你應該研究的就不是鈣質，而是維生素 D。我會建議你瀏覽這個網頁，成為維生素 D 專家，維生素 D 是我們很容易缺乏的維生素。

網站：維生素 D 資源網頁
維生素 D 委員會有很多關於維生素 D 的優良資訊。http://bit.ly/VitDFAQ.XBPRRGhKiUk

Chapter 16

TSH 正常，甲狀腺就正常？

「處方唾手可得，但解藥難尋。」

——中國古諺

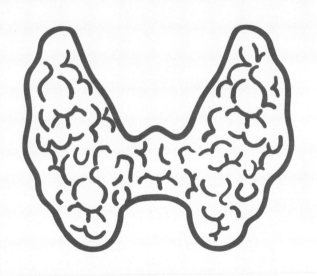

謊言

如果你確認甲狀腺的功能是否健全，只要檢驗甲促素（TSH）就夠了，如果甲促素在正常值內，甲狀腺就沒有問題，那些症狀都只是你在胡思亂想。

為什麼值得你關心？

甲狀腺及其分泌的荷爾蒙，影響人體內每一個生物化學反應。如果甲狀腺沒有正常運作，你會疲勞、增胖、失憶、生病、早死。如果想

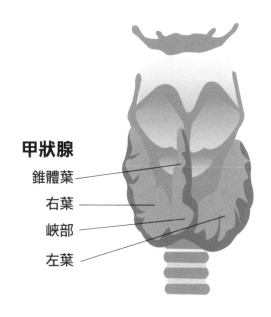

甲狀腺
錐體葉
右葉
峽部
左葉

知道甲狀腺是否健康，做 TSH 檢測就夠了，那就這麼辦吧。但如果醫生診斷之前，必須考慮一整套的甲狀腺功能檢驗，以及病人的症狀和跡象，我們就要乖乖做全套檢查。

這個謊言的支持者

幾乎每個甲狀腺專家（內分泌專家）都這麼說，只要 TSH 在正常值，甲狀腺就沒問題。內分泌學會建議甲狀腺篩檢只要檢查 TSH，至今所有醫生在醫學院和住院醫生時期還是學到這一套，也沒有多想，反正 TSH 檢驗一下子就做好了，檢驗結果又是白紙黑字，絕大多數醫生都是不假思索，直接用 TSH 檢驗來診斷甲狀腺疾病。

你我都知道的常識

大家都知道甲狀腺是人體最重要的腺體，做好甲狀腺的診斷和治療，似乎攸關長期的健康和幸福；一九七〇年代 TSH 檢驗成為檢測甲狀腺的標準手法。不知怎麼的，醫生（就連所謂的甲狀腺專家）診斷甲狀腺疾病時，總是百分百相信這個只有四十年歷史的檢驗法。

TSH 甚至不是甲狀腺分泌的荷爾蒙，而是腦下垂體前葉分泌的，腦下垂體分泌 TSH 是為了指示甲狀腺分泌更多的荷爾蒙。當甲狀腺分泌足夠的荷爾蒙，在血液中流通，腦下垂體會透過封閉迴圈得知該停止分泌 TSH。只不過，這個迴圈有很多中繼點，都有可能會出問題，但如果醫生只有檢查 TSH，可能會完全忽略其他出錯的點。

　　柯林・達揚（Colin M. Dayan）是皇家內科醫生學會會員，二〇〇一年在《刺胳針》（*Lancet*）醫學期刊探討這個問題，主張醫生至少要檢驗 TSH、游離三碘甲狀腺素（FT3）和四碘甲狀腺素（FT4），以免忽略隱藏的疾病。

　　FT3 是游離的三碘甲狀腺素，屬於活性的甲狀腺荷爾蒙，會在血液流通；FT4 是游離的四碘甲狀腺素，把流通的甲狀腺荷爾蒙儲存起來。即使這位醫生透過知名醫療期刊發聲，警告醫療界光是檢驗 TSH 是不夠的，但其他醫生還是不為所動，繼續一古腦兒的檢驗 TSH。

研究顯示

　　支持這個謊言的研究微不足道。TSH 檢驗問世之後，醫生對於這項快速簡易的檢查寄予厚望，卻忘了運用批判思考和理學檢查，來確認有沒有甲狀腺疾病的跡象和症狀，盲目的相信 TSH 檢驗。這些研究通常在文中一開始暗示只要檢驗 TSH 就夠了，但到了文章最後就開始胡言亂語，說什麼「別忘了 TSH 檢驗也是有弱點的」。只可惜，醫生都還沒看到第二部分，就沒有繼續看下去了，因此誤以為甲狀腺疾病診斷只要做 TSH 檢驗。

　　一旦有任何新檢驗被拱為黃金標準，醫生就會忘了批判思考。當所有廣告和穿白袍的醫生都說這個檢驗有效，一般醫生就開始把廣告當成無庸置疑的真理，停止自我思考。這種謬誤在醫學界很常見，普遍到你會認為醫生隨便把病人的健康，寄託在以前從沒用過的檢查上。就我所知，目前沒有研究證實甲狀腺檢查只要檢驗 TSH 即可，醫生卻還是堅持如此，彷彿這是唯一該做的甲狀腺檢查。

原來真相是……

一旦某個檢驗或治療成為醫學界的黃金標準，通常會讓醫生的腦袋停止運轉，反正只要有這個標籤，他們就會覺得這個主題沒什麼好鑽研的，沒必要深入思考或努力。TSH 檢驗便是一例。當醫生誤以為光憑單一檢驗就可以做診斷和管控，醫生還真不是普通的愚蠢，讓病人可能因此受害。醫生幾乎把 TSH 檢驗奉為聖旨，TSH 檢驗不僅是甲狀腺功能的生理標誌，還是監控甲狀腺用藥劑量的指引，但 TSH 檢驗明明就不夠格。

醫生大多不清楚檢驗的正常值是怎麼決定的，有哪些因素可能導致檢驗值升高或降低。TSH 檢驗大行其道之前，醫生總會聆聽病人的心聲，檢查他們有沒有甲狀腺疾病的症狀和跡象。如果病人有嚴重疲勞、體重增加和便祕，眉毛外側脫落三分之一，醫生馬上會診斷病人有甲狀腺機能低下症，完全不用檢驗 TSH。

如今甲狀腺問題診斷已經確立黃金標準，醫生大多不會再注意甲狀腺疾病的身體跡象和症狀，反之只會去確認病人的 TSH。TSH 檢驗還有一個嚴重的問題，那就是 TSH 可能受到病人抽菸、生病、壓力或活動量（例如運動後才去做檢驗）影響；醫生通常不清楚病人的 TSH 會受到這麼多因素影響，或者一整天會有劇烈的波動。

如果病人特地在百忙之中抽空看醫生，因為身體有嚴重的疲勞、增重、神智不清等症狀，讓病人無法正常過生活，醫生就應該聆聽這些症狀，確認有沒有甲狀腺疾病的跡象。換句話說，醫生應該認真看待病人，接下來，醫生應該指示全方位的甲狀腺功能檢查，包括檢驗 TSH、FT3、FT4、逆位三碘甲狀腺素（RT3）、甲狀腺過氧化酶（TPO）和甲狀腺球蛋白抗體（TGA），另外還有幾項非甲狀腺檢驗都要一起做，才

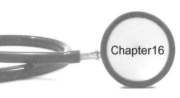

可以好好調查甲狀腺問題。這一章最後的「功課」推薦大家看的書籍和網站，就有列出完整的檢驗清單。

許多醫生不管病人有多麼嚴重的甲狀腺疾病和症狀，只要看 TSH 檢查在正常值，就跟病人說他們的甲狀腺沒問題。如果醫生只檢查 TSH，只要病人的 TSH 檢驗值正常，便無法被診斷出甲狀腺疾病，很多病人只好開始服用抗憂鬱藥物，有些病人被要求少吃多運動，或者被說成只是自己在胡思亂想……我覺得這是很不尊重人的劣質醫療行為，根本就是弊端。

說什麼診斷甲狀腺健康只要檢驗 TSH，簡直就是不負責任的醫學謊言。如果你有多個甲狀腺症狀，醫生還說你的檢驗結果正常，趕快跟醫生要一份檢驗報告，看他到底檢查了哪些項目（檢驗報告本來就屬於你，而非你的醫生，你當然有權索取一份）。如果醫生真的只檢驗 TSH，你可以選擇回去教育他，或者換一個願意聽你說、願意認真看待你症狀的醫生。

不妨花時間閱讀這一章最後兩個資源，知道醫生該做哪些檢查和思考，才能夠做出正確的甲狀腺診斷。

跟我這樣做

甲狀腺症狀可能很輕微，所以我每年都會做檢查（甚至更密集一點），另外，我絕對不會只做 TSH 檢驗，而會做全套的甲狀腺檢查，我也會確定老婆有做檢查。

甲狀腺健康的關鍵在於吃有機的天然食物，盡量避開環境中的毒素，所以與我們的飲食和生活習慣大有關係。

功課

　　一般醫生似乎都沒有好好研究甲狀腺疾病和檢驗，所以你要靠自己，以下有兩個資訊可以讓你了解這個複雜的腺體——你的甲狀腺。

書籍：《原始人飲食法救甲狀腺：不再發胖、錯亂和疲勞》
艾勒・盧斯（Elle Russ）著
這位作者是被很多醫生陷害過的病人，於是她開始自我學習，學會自己療癒甲狀腺。這本書還有收錄整合醫學博士蓋瑞・佛斯曼（Gary E. Foresman）的解說。

網站：讓甲狀腺恢復正常
StopTheThyroidMadness.com
強尼・鮑索普（Janie Bowthorpe）
花幾個小時看這個網站做筆記，你就會比一般醫生更了解甲狀腺機能低下症。這個網站也集結許多病人十年來檢驗和治療甲狀腺的經驗。

Chapter 17

如果沒有佝僂病，
維生素 D 就是正常的？

「一個聰明的媽媽，可以比醫生做出更好的診斷。」

—— 奧古斯特・畢爾（August Bier）

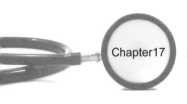

謊言

從飲食攝取中就可以獲得足夠的維生素 D，如果你沒有罹患佝僂病
（孩子有虛弱彎曲的骨骼）或骨軟化症（成人有虛弱疼痛的骨骼），就
證明你已攝取充足的維生素 D，不需要另外補充維生素 D。

為什麼值得你關心？

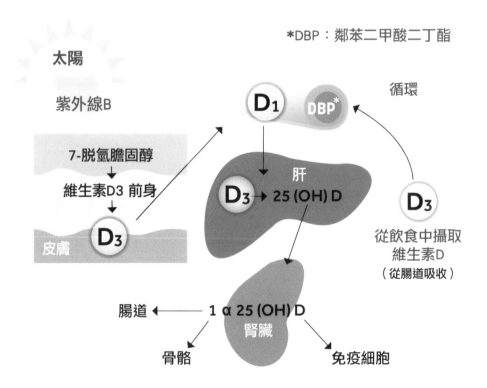

維生素 D 不只是維生素，還是一種激素原（prohormone），是一種不活躍的荷爾蒙，必須經過一系列的活化步驟，才能夠在特定細胞內活化，而這牽涉到你身體裡無數的生物化學反應。如果維生素 D 真的對身體有超多好處，甚至可能防癌，那你一定要確定自己每天攝取足夠的維生素 D。

但如果每個人需要的維生素 D，只要足以預防佝僂病和骨軟化症即可，你大可繼續忽視自己體內的維生素 D。

現在有幾份中小型研究證實，多攝取維生素 D，對健康有很多好處，但似乎沒有很多醫生在乎。

美國農業部數十年來如一日，總是建議低到不能再低的每日攝取量，最近終於稍微提高一點，專家也開始發現特定幾類人（孕婦、小孩和老人）格外需要補充維生素 D，但目前建議量仍無法幫助你達到最佳健康狀態和預防疾病。

你我都應該知道的常識

維生素 D 對於人體很多生物化學反應至關重要，甚至重要到身體早在數千年前，就學會透過曬太陽來分泌維生素 D。

只可惜，過去一百年，人類把大部分活動都移到室內，也開始少吃脂肪（魚油、豬油和培根都富含維生素 D），以致體內平均的維生素 D 逐步下滑。

維生素 D 對人體有很多好處，都值得另外寫一本專書了。大家都知道維生素 D 有助於吸收鈣質，讓我們的骨骼強壯，但有越來越多專家發現這可能只是它最不起眼的好處。

維生素 D 似乎對免疫系統、心情、心臟健康和性功能有更大幫助，看來只攝取足以預防佝僂病和骨軟化症的維生素 D，並無法讓你達到最佳健康狀態。

研究顯示

現在這個主題分成兩派想法和研究。一派專家只建議攝取每日最低攝取量，以免嚴重缺乏維生素 D，但這些專家的研究主題受限，並不研究每日攝取量超過一千 IU 的情況（IU 是測量維生素 D 的國際單位），醫學院教學生的也是這一套，所以大多數執業醫生都知道每日最低攝取量。

最近有另一派研究者發現多攝取維生素 D，可能對人體健康有各種好處，證實多攝取維生素 D 可降低癌症、第一型糖尿病、多發性硬化症、皮膚癌和其他疾病的風險。

研究文獻也指出，服用太多維生素 D 不太可能傷身。我要提到其中有一份研究調查，有一位受測者不小心連續數月每日攝取超過十萬 IU（因為營養品標示不良），雖然他有反胃和疼痛的症狀，但是一發現自己服用過量，隨即停止服用這麼高劑量的維生素 D，馬上就恢復正常，毫無長期傷害。

原來真相是……

二〇〇七年我讀過一篇文章，指出現代人普遍缺乏維生素 D，但

我不是在知名醫學期刊看到的，而是在另類醫學網站。當時看了半信半疑，因為我沒有在官方醫學文獻看過這類言論；後來我自己做了一些研究，開始針對有骨軟化症風險的老年病人，確認他們體內的維生素 D-25（而非 1,25 二羥維生素 D），畢竟檢驗維生素 D-25 會準確得多，而且本來就應該只檢驗這個。

我沒想到一百個病人就有七十二個的維生素 D-25 低於三十 ng/ml，正常值應該介於三十 ng/ml 至一百 ng/ml 之間。我認為最好的狀態是五十 ng/ml 至一百 ng/ml，這表示我的老年病人有高達七十二％都嚴重缺乏這個關鍵營養素，我卻完全沒有意識到！

沒有人跟我說一定要檢驗維生素 D-25，以致我根本不知道病人缺乏維生素 D-25，從此以後，我也為更年輕的病人檢驗維生素 D-25，結果發現很多人也都缺乏。我覺得無地自容，馬上去查詢維生素 D 的資料，從此建議我的病人都要補充維生素 D_3（而非維生素 D_2）。

我跟幾個醫生朋友聊過這個發現，他們說從來不檢驗病人的維生素 D，似乎也沒興趣做這種檢查。

當我對維生素 D 越瞭解，就越相信維生素 D 對整體健康至關重要，但好像只有我這樣覺得。

病人大多不懂為什麼要補充維生素 D，因為媒體沒報導這個議題，其他醫生也不會提起，甚至一些轉診的病人回來找我時，跟我說其他醫生叫他們別補充維生素 D，說什麼維生素 D 不用另外補充，否則有過量的危險。

然而，這些醫生根本沒檢驗病人的維生素 D，就隨便給出這種建議，也沒有基於研究或批判思考來提出意見。

所以我親自研究了若維生素 D 服用過量會如何，結果發現從來沒有人有嚴重過量，一個人都沒有！就算有人不小心長期服用過高劑量，

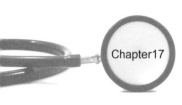

也沒有人致死或重傷。如果醫生叫你不要服用超過一千 IU，你可以確定他畢業後就沒有讀過書了。

跟我這樣做

我在前幾章說過，我在戶外時盡量不擦防曬。我吃很多草飼的高脂肪食物，例如奶油、蛋黃和豬肉，也會每天服用五千至一萬 IU 的維生素 D_3，讓我體內的維生素 D-25 保持在五十以上。

我每年會檢驗體內維生素 D-25 兩次，很確定自己的維生素 D_3 並沒有服用過量。除非我搬到烈日炎炎的赤道附近居住，否則會繼續每天服用維生素 D。

功課

現在有好幾本書籍都在探討維生素 D 療法，以及該怎麼攝取維生素 D、為什麼該補充維生素 D。

不過，我在這裡要推薦一個網站，這是你開始認識維生素 D 的好地方，從這個網站學到這些豐富的資訊後，就可以跟醫生討論你對維生素 D 的需求。

網站：Vitamin D Resource Page 維生素 D 委員會

造訪　http://bit.ly/VitDFAQ，有許多實用的資訊，讓你認識維生素 D 及其預防療癒效果。

Chapter *18*
母乳無法供應新生兒所需的一切營養嗎？

「你要永遠記著，人體絕對是很完美的，否則地球上不會有那麼多人類。」

——伊納・梅伊・賈斯金（Ina May Gaskin）

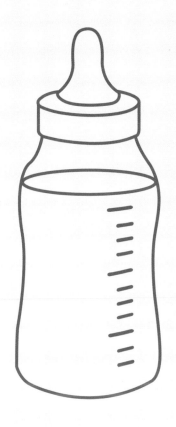

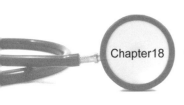

Chapter18　母乳無法供應新生兒所需的一切營養嗎？

謊言

母乳缺乏維生素 D，只喝母乳的寶寶應該要補充維生素 D 滴劑。

為什麼值得你關心？

我們都希望寶寶獲得最好的營養，讓他們在健康幸福的人生贏在起跑點。

如果母乳真的缺乏維生素 D，只喝母乳的寶寶就應該補充維生素 D 滴劑。但如果母乳什麼營養都不缺，就不要再說新手媽媽的母乳缺乏維生素 D，需要仰賴大藥廠來補充寶寶的營養。

這個謊言的支持者

每個醫護畢業生都記得自己學過這個謊言：研究顯示母乳確實幾乎不含維生素 D，基於這個一翻兩瞪眼的資訊，凡是只喝母乳的嬰兒，似乎都應該補充維生素 D 滴劑。這個謊言已經深植於醫學教育，可能要花幾十年的時間來消除。

你我都應該知道的常識

唸醫學院時常冒出「搞什麼啊」的心聲，有一次就是聽到這個謊

言。我一直深信造物主和大自然會把一切打點好，醫生的任務就是矯正偶爾發生的小錯誤，修復人類自己造成的創傷。我還記得我的醫療團隊（我的主治醫生、資深住院醫生、兩個實習醫生以及三個醫學院學生）每天早上都在產房，每個晚上都要待命，除了要接生寶寶，還要協助剖腹手術。每個人都累壞了，實習醫生要把病人的資訊呈給醫療團隊，還要檢查寶寶的飲食。

那位實習醫生提到了維生素 D 滴劑，其中一個醫學院學生（不是我，我那天累到不想提問）詢問，為什麼那個新生兒需要補充維生素 D 滴劑？

那位資深住院醫生覺得醫學院學生就是煩，只說了所有寶寶都需要維生素 D 滴劑，因為母乳缺乏維生素 D，他這番話讓我瞬間清醒。我看了看主治醫生，以為他會糾正住院醫生，但他竟然點頭默許。我心想「怎麼可能」，但我累到說不出話來。媽媽到底從何時開始不在母乳添加維生素 D？

我本來想發問，但我們已經要去找下一個病人了，於是就把問題留到之後做研究。雖然當時自己沒時間做功課，但我經常會想起這番話，總覺得哪裡不對勁。

維生素 D 滴劑還不到一百年歷史，我不禁好奇那幾千年來，喝母乳的寶寶都沒有維生素 D 滴劑，人類到底是怎麼存活至今呢？說不定維生素 D 並沒有那麼重要？

才怪呢！研究持續證實，維生素 D 攸關寶寶和成人體內無數種生物化學反應，同時是荷爾蒙原和維生素，對人類來說不可或缺。在維生素 D 滴劑還沒出現以前，寶寶到底是如何攝取維生素 D？為什麼以前的媽媽可以分泌維生素 D，現在的媽媽卻喪失這個能力？原來答案就藏在這些問題中，而且你明白之後，一定會覺得很好懂。

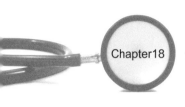

研究顯示

我之前說過，大約從七十年前開始，研究證實母乳幾乎不含維生素 D；這項發現一直被奉為圭臬，幾十年過去了，顯然沒有半個人發出質疑。然而，布魯斯・霍利斯博士（Bruce Hollis）知道有可能是什麼原因，導致媽媽這樣令寶寶失望，他決定讓哺乳的媽媽補充維生素 D，確認補充維生素 D 會不會讓母乳含有維生素 D。霍利斯先提供哺乳媽媽每天二千四百 IU 維生素 D（超出哺乳媽媽每日建議攝取量很多），就算補充看似高劑量的維生素 D，母乳仍只有少量的維生素 D，於是醫學倫理委員會考慮寶寶的安全，開始禁止這方面的研究。

後來霍利斯決定讓媽媽每天補充六千四百 IU 維生素 D，沒想到母乳就開始分泌維生素 D 了！事實上，這時母乳所含的維生素 D 已經足夠，寶寶再也不需要維生素 D 滴劑，寶寶終於可以從媽媽身上獲得所有的營養。霍利斯在二〇一五年刊登這份研究，明明會喚醒整個醫學界的，但是並沒有，只有極少的產科、小兒科或家醫科醫生知道這項研究，更少人把它應用在治療上。這份研究的規模夠大，受到嚴密管控，符合隨機和雙盲，其研究發現完全可信，但仍無法造福大多數病人。

原來真相是……

母乳不只是液體，還是每個媽媽專為自己寶寶調配的活體組織。幾百年前的母親從陽光和高脂肪飲食攝取充足的維生素 D，因此她們的母乳富含維生素 D，我覺得這個道理一直沒變。只要女性的身體有充足的營養，照射充足的陽光，就可以為嬰兒分泌每一種必要的維生素、礦物

質和營養素，讓嬰兒得以成長苗壯。先前提到的研究之所以會發現母乳的維生素 D 含量低，是因為現代女性都在室內活動，只吃低脂食物，她們本身的血液就缺乏維生素 D，不可能為寶寶分泌富含更多維生素 D 的母乳。

　　我想到那些在大學教我的聰明教授和醫生，至今還是很吃驚，他們難道都沒有想過或質疑過母乳缺乏維生素 D 的原因嗎？他們顯然是太忙了，或者不願意質疑傳統教條，以免掀起波瀾。醫生每天都忙著接觸人類代謝機制神奇的生化反應，應該很習慣人體會自我療癒、生長和繁殖，以及完成各種神奇的事情，怎麼還會覺得神奇的人體會忘記在母乳分泌最重要的維生素呢？

　　既然邏輯不通，醫生應該要馬上想到媽媽的飲食可能缺乏維生素 D。事實上，醫生並沒有解決根本問題，或者補足媽媽的維生素 D，反而與大藥廠聯手開給寶寶維生素 D 滴劑。要是媽媽負擔不起滴劑呢？又或者沒有意願使用呢（只想單純餵寶寶母乳）？這樣的話，直接開適量維生素 D 給媽媽吃，是不是比較好？如此一來，媽媽的身體也能獲得所需的維生素 D，每次哺乳時還可以輕鬆轉移給寶寶。

　　只可惜事實並非如此，我們經常看到忙碌的媽媽忘記去藥局買滴劑，或者忘記每天給寶寶服用滴劑，於是增加寶寶罹患佝僂病等疾病的風險，等到寶寶長大，絕對也會缺乏維生素 D。

　　以後只要聽到專家說人體無法分泌所需的物質，完成所需的反應，我們都要馬上打個問號；除非專家有提出可信的解釋，否則要趕快自己做研究。

　　有懷孕打算的女性，每天要服用六千至八千 IU 的維生素 D，一直到寶寶斷奶之後，這樣就可以滿足寶寶的需求。現代飲食目前缺乏維生素 D，無論有沒有在哺乳，我們每個人都要攝取這樣的量。

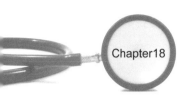

Chapter18 母乳無法供應新生兒所需的一切營養嗎？

跟我這樣做

我每次都很期待向我懷孕的病人解釋，如果她補充維生素 D，就可以提供寶寶所需的營養，讓寶寶健康茁壯；一定要告訴你身邊有孩子的親朋好友，讓他們知道如何滿足寶寶的需要。如果是媽媽給不了的營養素，寶寶也不會需要的。

功課

一旦明白這個主題，你也不用再閱讀什麼了，今天就不給功課了。

Chapter 19

老天創造太陽，老天也創造了你

「如果你多求助太陽公公，便可以少看你身邊一半的醫生。」

——亨利・沃德・畢徹（Henry Ward Beecher）

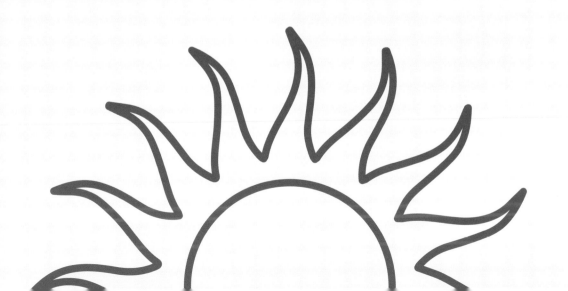

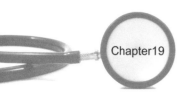

謊言

　　曬太陽會得皮膚癌，為了降低罹患皮膚癌的風險，應該盡量遠離陽光。如果你非要曬太陽不可，盡量多擦防曬係數高的防曬乳來保護自己，就連待在室內也要記得擦，以防窗外射進來的陽光。

為什麼值得你關心？

　　每當醫學告誡你要遠離自然或天然的東西，你的雷達就得敏銳一些。如果我們覺得太陽有害，就應該避免曬太陽，最好還要有一些嚴謹的研究支持。但如果有意義的研究不支持「太陽有害理論」，就應該繼續做人類幾千年來做的事情，在陽光下玩耍，讓身體分泌維生素 D。

這個謊言的支持者

　　美國皮膚外科醫學會（ASDS）和美國皮膚科學會（AAD）這兩個美國皮膚科醫生的領導機構，總是出了一堆手冊重申這個謊言。這些學會建議你擦防曬油來預防皮膚癌（就連在室內也要擦！）你可以在該學會網站的「病人教育」裡看到這個主題。

　　每個醫生幾乎都建議少曬太陽，出去曬太陽記得擦防曬油，甚至叫你乾脆不要曬太陽，有些研究似乎證實曬太陽和幾種皮膚癌有關。然而，這些研究通常沒有妥善設計（例如以捐贈的嬰兒包皮做研究，但這些皮膚再也沒有附著於嬰兒身體上），或者結論跟研究發現並不一致。

你我都應該知道的常識

人類數千年來都是在陽光下玩耍和工作，陽光就是陽光啊……自然到不行！說什麼曬太陽會致癌，就像說喝純淨山泉水或吃有機綠蔬會致癌一樣，未免太有想像力了吧！人類已經曬太陽這麼久了，早就學會用陽光來分泌一種維生素兼荷爾蒙原（維生素 D）。

儘管如此，幾十年前醫生發現太陽不知怎麼的會傷害皮膚，我們應該避免太陽對皮膚的傷害。從常識來看，這個謊言很荒謬，現代社會經常相信沒道理的說法，將它當成真相一再的重申，這個謊言就這樣流傳開來，變成皮膚科專家的官方說法，也成為皮膚護理專家的信條。從皮膚科醫生到防曬乳廠商，無不透過宣傳「太陽有害理論」來大發利市。

過去幾千年來，根本沒有人覺得曬太陽會生病，但就在最近這四十年，我們一些最聰明的人發現了一件事，原來讓地球萬物得以生存的太陽，有可能導致皮膚癌！要不是太陽，地球上不可能有生命，同一個太陽現在竟會危及生命，令人不敢置信。

研究顯示

現在還沒有大型科學研究證實，曬太陽會得皮膚癌，你可能心想「什麼！」一定有研究證實這是對的，否則醫生不會一直說吧？

皮膚癌可以分成很多種，其中最危險且最令人憂心的是惡性黑色素瘤。如果科學研究要證明，多曬太陽容易讓臉部或其他皮膚部位罹患皮膚癌，想必是一件容易的事情，但事實好像並非如此。黑色素瘤好發於少曬太陽或不曬太陽的皮膚部位，根本沒有研究證實黑色素瘤容易長在

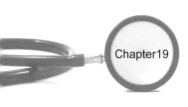

反覆曬太陽的部位，光是聽到這項事實，醫生就應該反省叫病人少曬太陽的建議。

當我們擦更多防曬乳，更常戴帽子或穿長袖來阻絕陽光，研究人員應該會發現惡性黑色素瘤發生率降低了。但是，惡性黑色素瘤卻在近十年暴增。

美國皮膚外科醫學會或美國皮膚科學引用的每一份研究都有瑕疵，包括其研究方法、參與者人數、研究結論。一旦有其他研究者試圖以相同的研究設計，來證明曬太陽不會致癌，這兩個學會就特別召開會議，以研究設計有瑕疵為由表達懷疑。你的醫生依照醫學研究給建議之前，本來就應該翻遍所有研究，確定研究結論是符合邏輯的，只可惜醫生很少花時間這樣做。

很可悲的是，當新聞報導說，國家超級某個天才學會確定某件事會導致另一件事，大家要能避則避，剛好就被基層醫療醫生看到了，這個醫生沒多做研究或多想，就開始建議病人避開某件事。這位醫生閱讀某件事導致另一件事的醫學論文時，可能會略過前面幾段不看，如此草率看看後，仍決定建議病人避開某件事。只可惜，這位醫生一點也不想知道研究設計和受測者人數，以及研究結論是否跟研究發現相符，但這明明都是應該確認的資訊，否則就無法好好的評估該給病人什麼建議。

你萬萬沒想到其實有很多研究，都證實陽光會預防幾種皮膚癌，以及其他身體部位的癌症。有一份大型研究指出，在戶外工作的人比在室內工作的人，更不容易罹患皮膚癌（沒錯，你讀的沒錯！）。另一份大型研究指出，居住地距離赤道越遠，反而是罹患皮膚癌和其他癌症的風險因子（沒錯，你讀的沒錯！）。這些研究都不支持當下專家的主流觀點，所以不受醫生或新聞媒體的關注，你可能甚至連聽都沒聽過。

有一個重要的問題值得每個人去問：為什麼我們只想著在皮膚塗

抹化學物質，或者避免曬太陽等方法，來降低皮膚癌的機率呢？舉例來說，我們為什麼不關心皮膚癌跟皮膚組成的關係？換句話說，有人應該去研究飲食是否會提高皮膚癌的機率。吃優質的天然食物，有沒有可能讓皮膚變好，變得不容易致癌呢？你不妨看一看黑色素瘤發生的地理分布圖，會有兩個驚人的發現：一是黑色素瘤好發於陽光不強烈的地區，二是黑色素瘤好發於西方飲食區，因為當地吃了很多高度加工的糖類、穀物和蔬菜油／種子油。

很多病人都告訴我一件有趣的事情：他們發現少吃穀物和蔬菜油，多吃彩色莓果和蔬菜之後，多曬太陽也不容易曬傷。我的部分病人開始吃天然食物後，以前曬太陽本來會有嚴重反應，現在竟然都不會了。為什麼醫學專家沒興趣研究，我們飲食中有哪些元素可能提高皮膚致癌機率呢？

黑色素瘤發病的地理分布圖

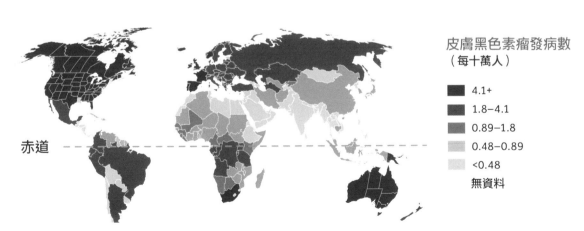

皮膚黑色素瘤發病數
（每十萬人）

4.1+
1.8–4.1
0.89–1.8
0.48–0.89
<0.48
無資料

赤道

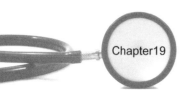

　　過去五十年裡，太陽都沒變過，我們待會再來詳細解釋。臭氧層也只改變一點點，倒是一般人的飲食幾乎完全不同了，這才是研究人員應該關注的地方吧。

原來真相是……

　　我們該如何拆解這些說法呢？我們思考這個問題時，有沒有可能考慮人類在地球上的存在經驗，同時包容醫生至今對我們的建議呢？我們經常聽到，過去幾十年因為臭氧層越來越薄，讓更多紫外線照射到地面，以致皮膚癌發生率提高，但其實這個理論有一個大問題。

　　如果我們從陽光最稀薄的北極開始，一路往南到赤道附近，會發現你從太陽接收的紫外線多了五千％。赤道附近國家例如厄瓜多、巴西和肯亞的人，先不管他們的膚色，他們所接收到的紫外線輻射，絕對是挪威、加拿大和俄羅斯地區的好幾千倍。如果臭氧層變稀薄，穿過大氣的紫外線輻射變多，真的可能讓皮膚癌大流行，那麼這增加的紫外線輻射，顯然要高於從北極一路向赤道的紫外線輻射增值。

　　事實上，一流氣候科學家預估這五十年來臭氧層變薄，最多只增加二十％紫外線輻射，這比起加拿大和巴西的輻射值差，根本是小巫見大巫。光是這個事實就足以讓每個醫生反省對這個主題的信念，臭氧層破壞並沒有讓紫外線輻射增加多少，但皮膚癌卻瘋狂大流行，什麼原因才是罪魁禍首呢？

　　我們吃的食物會影響我們的皮膚。皮膚每隔一兩個月就會完全汰換細胞，新細胞正是蛋白質、脂肪和其他你吃的營養素構成的。過去五十年到底有什麼改變，導致了皮膚發生率增加呢？我們已經確定太陽沒什

麼改變，臭氧層也只有改變一點點，並不足以造成皮膚癌大流行，到底人類這五十年的食物選擇和食物品質有什麼變化呢？改變可大的！

這一百年來，人類本來主要吃當地小農生產的有機食物，以蔬菜為主，後來開始吃大企業大量生產、收割和加工的穀物食品，從此含有較多的糖份、穀物和蔬菜油，更別說會在製造過程中有意或無意添加可疑的化學添加物。為什麼沒有醫生停下腳步，開始認為這跟皮膚癌有關？

我們身體吸收來構成皮膚（和執行其他功能）的元素已經改變了，所有醫生還在叫病人不要曬太陽，但要塗抹昂貴的護膚產品，接受昂貴的手術來去除受損肌膚。美國皮膚科學會的皮膚癌預防網頁，並沒有提到飲食可能跟皮膚癌風險有關。真是可惜了！這明明是針對皮膚健康的網站，竟然沒有把握大好機會，教育大家健康飲食對防癌的重要性。

我們醫生難道真的如此頭腦簡單，以為「皮膚照到太陽，罹患皮膚癌就是太陽的錯」？如果你拿劣質建材來蓋屋頂，幾年後屋頂塌掉了，難道要怪太陽照射讓屋頂倒塌嗎？還是得怪你用的材料？這些原因解釋實在太愚蠢了，以致企業靠防癌來發財，醫生靠治療皮膚癌來賺錢。

企業研發阻擋陽光的產品來賺錢，現在市面上有無數種防曬乳，防曬係數越高，價格越貴。如果廠商研發出效果更好、更方便使用、更便宜的防曬乳，就可以提高利潤；但如果只是建議大家別吃垃圾食物，反而賺不到什麼錢。同理可證，醫生也是靠治療皮膚癌賺錢。

如果醫生只是拿掉非癌性的皮膚病變，保險只會支付醫生一般看診的費用，但凡是拿掉癌性的皮膚病變（日光角化症），醫生從保險拿到的費用就是一般看診的兩倍。因此，只要把皮膚病變稱為可能癌變的病變，醫生拿掉它就可以拿兩倍的錢。如果皮膚病變診斷為癌症，不管有沒有病理學家的確認，醫生拿掉皮膚病變所拿到的費用，就是一般看診的四倍。

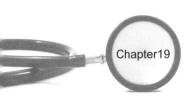

更何況拿掉大片皮膚，病人還需要昂貴的植皮手術，這當然又是一筆費用，可見醫生把皮膚病變稱為可能癌變或皮膚癌，有多麼符合醫生的最佳利益。那位做出可能癌變或皮膚癌診斷的醫生，如果早幾年建議你別吃穀物或植物油炒菜，以及多服用特定的維生素來預防皮膚癌，他可能無法賺那麼多錢。

在你開始急著幫醫生辯護，說醫生不可能把標準降得那麼低，做出這種誤診之前，先來想一想這個現象。事實上，醫生真的習慣把皮膚病變診斷成比事實更嚴重，這個現象已經普遍到有一個特殊名詞；英國皮膚科期刊有一篇論文稱之為「診斷漂流」（diagnostic drift），認為這是皮膚癌如此常見的主要原因。如果醫生把皮膚病變歸類為皮膚癌，攸關到醫生的聲望和收入，皮膚病變就容易被診斷為癌症。你翻到第二章就會明白，這不一定是醫生做人不誠實或共謀所致，單純出於人性。

我知道這一章帶給你很多想法和質疑，我也知道自己說出這些事實，並不會讓皮膚科專家吃驚，但我只想對我的病人，還有我親愛的讀者負責。如果我跟其他醫生一樣，繼續忽略常識，把皮膚癌大流行怪罪大自然，我就會成為問題的一部分，但我想成為解答的一部分。

跟我這樣做

我每天會吃好幾份彩色蔬菜，服用維生素，在太陽下玩耍，但很少使用防曬乳。我的皮膚白，如果曬太久太陽，仍然會曬傷，所以我盡量不要曬太久，畢竟曬傷會脫皮，這樣過度曬太陽會提高皮膚癌風險。

我以前還在吃加工食品、穀物和垃圾食物時，只是在陽光下待一會，就很容易嚴重曬傷，我當時罹患皮膚癌的風險可能也高很多。你不

妳跟醫生討論皮膚癌的真正原因，但自己也要多閱讀和多做功課，再來決定你和家人如何在陽光下工作和玩耍，以保護皮膚健康。

功課

這一章的功課我在其他章也有提過，我希望你寫信給美國皮膚科學會（www.aad.org/Forms/ContactUs/Default.aspx）和美國皮膚外科醫學會（www.asds.net/Skin-Experts/Contact-ASDS），索取可以證明曬太陽會致癌的研究，別管你可能收到的屁話、嚇唬和威嚇，反正只要能看到事實真相即可。你可能會拿到一大疊手冊，寫著學會的官方意見和立場，但可能拿不到任何研究報告。下次你去看醫生，也可以問醫生相同的問題，麻煩他花一點時間，找出最有說服力的研究報告，證實曬太陽和皮膚癌的關聯性，然後寄一份給你。

他可能顧左右而言他，令你相當意外或失望，千萬不要被矇混，或者善罷甘休，而是要繼續禮貌的逼問。如果他們寄了研究報告給你，記得認真研讀做功課，你會發現這些研究都缺乏證據並且站不住腳，根本不用擔心天然的陽光。

Chapter *20*
維持腸道健康非吃纖維不可？

「大腸是人體內最受誤解、詆毀和虐待的器官。」

——亞瑟・赫斯特（Sir Arthur Hurst）

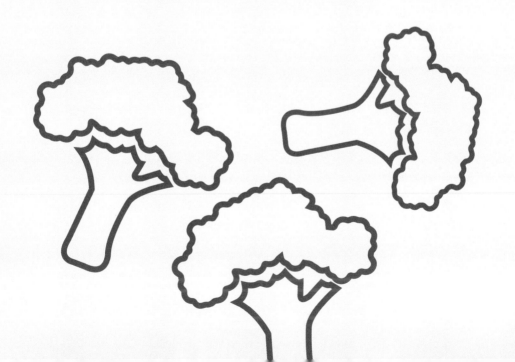

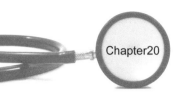

謊言

　　纖維對身體有益，你應該盡量多吃纖維。纖維會緩解便祕和大腸激躁症，還可以避免大腸憩室炎和大腸癌。

為什麼值得你關心？

　　如果纖維真的攸關腸道健康，那就要多吃。但如果纖維像一些研究說的會刺激腸道，你可能要限制纖維攝取，尤其是若患有大腸激躁症或大腸憩室炎的人。

這個謊言的支持者

　　從父母、醫生到營養師，每一個人都不假思索的告訴你，纖維對身體有益。

　　食品大廠也喜歡重複這個謊言，反正他們也樂得輕鬆，只要在垃圾食物添加一點纖維，就可以在盒子標榜「高纖」。大家都說多吃纖維可以防止便祕、大腸憩室炎和大腸癌。

　　現在有幾份觀察研究基於自填的飲食頻率問卷（FFQ），似乎都支持這個假設，但問題是尚未獲得隨機對照試驗（RCT）證實。

　　觀察研究似乎證明了，多攝取纖維與降低便祕、腸憩室炎和大腸癌之間有關聯性，卻沒有證明兩者之間有因果關係，更何況觀察研究只考慮從蔬果攝取的膳食纖維，而非食品產業添加到垃圾食物的纖維。

你我都應該知道的常識

纖維是無法消化的植物物質，會直接通過消化道，原封不動的出現在糞便裡。你在馬桶看到高纖食物時，經常跟你還未吃下它的時候沒什麼兩樣。

美國醫學研究所（Institute of Medicine）目前建議男性每天攝取三十八克纖維，女性每天攝取二十五克纖維。

如果你在一間房屋的前院看到消防隊，很可能是房子失火了，但不表示是消防隊讓房子著火，他們只是與失火有關聯性而已。消防隊出現在院子，只能夠證明關聯性，卻無法證明因果關係。同理可證，多吃高纖蔬果跟大／小腸問題風險降低有關聯性，但無法證明是纖維起了預防效果。

一個人會多吃富含纖維的蔬果，通常會實行比較健康的飲食，過著比較健康的生活，比較不可能抽菸、酗酒或吃很多加工垃圾食物。但很多研究都沒有控制這些令人混淆的變數，到頭來可能是這些變數在作祟，而非缺乏纖維的緣故。

人類存在地球上的大多數時間，吃很多高脂肪肉類和一些蔬菜，如果他們找得到莓果、水果和蜂蜜，當然也會吃，但這種情況少之又少，沒有證據顯示人類的祖先會特別多吃纖維。

研究顯示

事實上，那些認為多吃纖維對身體有益的研究，一律都是前瞻性的觀察性研究，並無法證明因果關係，不可能提供足夠的證據，讓醫生或

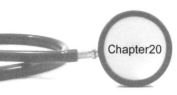

營養師建議病人多吃纖維。如果你翻閱有關便祕、大腸憩室炎和大腸癌的對照研究，並不會發現多吃纖維有什麼效果。

有一篇文獻回顧多篇研究，確認纖維對於治療慢性便祕的效果，結果竟然發現少吃纖維的人，反而比較少便祕。

你沒有看錯喔！吃最多纖維的人，反而比不吃纖維的人，發生更嚴重的便祕。

此外，有兩份大型研究似乎發現，多吃膳食纖維，對於大腸健康毫無幫助。護士健康研究（Nurses' Health Study）連續數年追蹤八萬八千七百五十七位女性，發現吃最少纖維的女性並未提高大腸癌風險。醫護人員追蹤研究（Health Professionals Follow-Up Study）連續數年追蹤四萬七千九百四十九位男性，也發現吃最多和吃最少膳食纖維的人，在罹患大腸癌的機率毫無差別。

原來真相是……

凡是飲食的主題，我們都要回顧過去，才知道現代人該吃什麼。我們都知道人類的祖先會跋涉千里，只為了取得特定的養分（例如鹽），但沒有證據顯示古人會為了多吃一點纖維而專程出遠門。纖維難以消化，會刺激我們的腸胃，纖維甚至是一種反營養物質，會妨礙我們吸收一些必要的維生素和礦物質。如果我叫你每天吃一杯木屑（纖維超多的），保持腸道健康、防癌又定期排便，你可能會覺得我瘋了，但許多專家建議你吃的纖維，其實就有木屑的成分（或者很類似木屑的木質纖維）。這種建議根本不符合人類祖先的飲食，除非有一些嚴謹的對照研究證實該多吃纖維，否則專家都應該停止這樣建議病人。

人類和其他動物曾經好幾年維持肉食性（只吃肉，不吃蔬食，完全沒有攝取纖維），這些人也沒有便祕的紀錄，大腸憩室炎和大腸癌的風險也沒有提高。

你吃的纖維都應該來自全天然未加工的蔬菜，不可以是工廠在垃圾食物添加的纖維，否則你吃添加纖維（來自木屑或穀物）可能帶來的益處，都會被添加物的發炎效果給抵消了，其中最差勁的纖維來源便是添加假纖維的高度加工穀物脆片。

跟我這樣做

我不會專程讓自己多吃纖維，事實上，我每個禮拜還有很多天不吃纖維。

我相信人類數千年來主要吃高脂肪的肉類，我試著仿效這種飲食方式，只會偶爾吃一些蔬菜，但纖維都不會太多。

即使我每天吃的纖維很少，排便也沒什麼問題，沒有痛苦和腹絞痛。有些人可能需要吃少量的纖維來防止便祕，但我就不是這種人。

功課

這個謊言已經到達神話的等級，可能要好幾年的時間，才能夠讓一般人認清添加纖維的真相。食品大廠靠著高度加工的添加纖維食品發大財，廠商絕對會盡量阻止觀念的改變。下面一些資源能幫助你了解這個議題。

部落格文章：〈食肉飲食〉（*A Carnivorous Diet*），安鉑・奧赫恩（Amber O'Hearn）刊登在 Empirica 網站 http://bit.ly/NoFiber
安鉑・奧赫恩一直都是肉食主義者，為大家說明食肉飲食的科學，以及無纖維飲食的實際效果。

期刊：〈關於慢性便祕的迷思和誤解〉（*Myth and Misconceptions About Chronic Constipation*），史蒂芬・穆勒—利斯納（Stefan A. Muller-Lissner）著 http://bit.ly/ChronicConstipation
這篇文章探討常見的迷思（謊言），讓大家明白便祕如何發生，如何才不會便祕。

部落格文章： World Carnivore Tribe，http://bit.ly/CarnivoreTribe
這個 Facebook 群組總共有兩萬五千名成員，分享無數人多年來不攝取纖維，過著幸福生活的故事，你可以盡量在上面發問。

Chapter *21*
吃紅肉會致癌？

「形形色色的想法，為靈魂染色。」

——馬爾庫斯・奧列里烏斯（Marcus Aurelius）

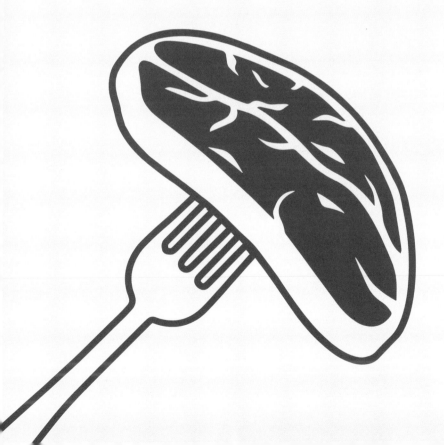

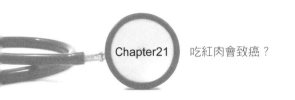

Chapter21　吃紅肉會致癌？

謊言

　　紅肉對身體不好，每天吃超過一份，會提高罹患大腸癌的風險，或者提升整體的罹癌風險。

為什麼值得你關心

　　如果吃紅肉會提高罹癌風險，就不應該吃，但如果不會，就應該多吃紅肉，因為紅肉富含了維生素、礦物質、蛋白質和健康的脂肪。

這個謊言的支持者

　　世界衛生組織（WHO）宣稱紅肉是人類致癌的可能原因之一，於是建議人類要限制紅肉的攝取量。這項建議是基於一些前瞻性的觀察研究，這些研究其實只證實了，吃紅肉和提高罹癌風險之間微乎其微的關聯性，研究資料淨是自填的飲食頻率問卷（FFQ）。這方面的專家卻老是口出狂言，把這個謊言捧為絕對的真相，但實際研究真的少之又少，沒有任何對照研究證實吃紅肉和提高罹癌風險有關。

常識

　　人類吃紅肉的時間至少有二十萬年。早在我們栽種穀物、釀酒或製

作起司之前，就在獵殺大型動物，吃牠們的肉，人類祖先甚至把很多大型動物獵殺到絕種。紅肉數千年來提供人類營養，如今卻說紅肉對我們有害，從常識來看似乎愚蠢至極。

　　人類靠著吃大型哺乳類的肉來成長茁壯，一些專家甚至推測，人類腦容量會擴充到現在這個程度，可能是因為人類祖先吃大量的高脂肪紅肉。如果科學說，長久以來滋養我們的食物，現在卻開始會荼毒我們，最好要提出一些紮實的證據。

研究顯示

　　這個謊言認為吃紅肉可能是致癌因子，這就如同我之前提過的謊言，也是基於粗製濫造的流行病學研究。這些研究頂多只是證明兩者的關聯性，而非兩者的因果關係。這類觀察研究大多是基於自填的飲食頻率問卷，問卷不外乎詢問「你過去三個月吃了多少肋排？」這種問題很難回答，受測者可能要亂猜或推估一下，才知道該怎麼回答。

　　這類研究還有另一個問題，那就是研究人員先入為主的想法。既然這類研究不隨機也不雙盲（是科學方法的一種，目的是避免研究結果受安慰劑效應或觀察者偏向所影響。在各種科學研究領域中，從醫學、食品、心理到社會科學及法證都有使用雙盲方法進行實驗），研究者先入為主的想法可能會滲入研究結果，這種情況很常見，但也不是說研究人員不誠實，只是出於人性罷了。

　　受測者擔心自己吐露事實會受到評斷，換句話說，如果填問卷時知道有人會看，甚至對這些答案做出評斷，就可能胡謅答案。研究人員也無法避免這種反應，所以自填的飲食頻率問卷通常會產生錯誤的資訊。

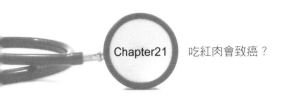

　　這些研究會做出這樣的結果，也可能是干擾因子在作祟，例如大吃紅肉的人通常會吸菸和喝酒，吸菸和喝酒都會提高罹癌機率。如果研究沒有控制這些變數，就可能扭曲研究結果，得出錯誤結論。

　　那些證實吃肉和罹癌之間有關聯的研究，大多沒有控制吸菸、飲酒量或活動量等變數，如果沒有針對這些干擾因子調整資料，就會導致無意義的研究結果。

　　流行病學研究確實顯示，吸菸和肺癌有所關聯，吸菸者罹患肺癌的機率，經證實是不吸菸者的十五至三十倍。雖然這個研究結果並無法證明吸菸會致癌，但吸菸者的罹癌風險相對高，讓人覺得吸菸極可能是致癌因子。

　　至於吃紅肉和致癌風險的流行病學研究，也顯示吃紅肉只提高了一點五倍罹癌風險，研究人員不太會在乎低於兩倍的相對風險，所以吃紅肉和癌症的關係說不過去。

原來真相是……

　　人類有很長一段歷史會把獵來的紅肉吃光光（導致幾種大型動物滅絕），看來吃紅肉對身體只有好處。

　　如果紅肉真的會致癌，人類祖先應該會因為吃紅肉罹癌，導致人類大滅絕，可是從人類學和人類史學來看，在人類的祖先眼中，紅肉只不過是一種美味健康的食物。

　　如果我們不再依賴新聞頭條來吸收科學新知，而是自己實際去做研究，會發現只有極少的證據證明紅肉會致癌。如果研究者有這樣的擔憂，應該設計更嚴謹的研究，來證明紅肉和癌症之間可信的關聯性。

跟我這樣做

我個人實行生酮肉食飲食法，飲食以紅肉為主，我吃的肉有燒烤的、煙燻的、油炸的和燒烘的。我完全不擔心紅肉會害我生病，只覺得吃紅肉讓我跟祖先一樣很健康，紅肉直接在炭火炙燒，數千年來提供人類祖先營養，當然也會滋養我。我會繼續關注相關研究，但目前為止還沒有研究會讓我擔心從紅肉攝取營養有任何問題。

功課

有些人會鼓勵你吃蔬食，完全不吃肉製品，包括素食者、食品大廠、大藥廠，素食者認為人類吃其他動物違反道德，即使人類已經這樣做了數千年，食品大廠透過製造加工素食產品發大財，他們的動機再明顯不過了。大藥廠對於這個主題一直沒有定論，甚至有點受到誤導，動機還不明朗。

書籍：《大口吃肉，別再慢跑：一般減重迷思害你變得更胖更病》
麥克‧薛里登（Mike Sheridan）著
這本書介紹大口吃肉的飲食有什麼好處。此外，如果你不喜歡跑步，它直接建議你別跑了，像我也沒在跑。

Chapter 22

你應該狂吃碳水化合物
來發動你的腦？

「如果醫生沒辦法讓病人好起來，那至少不要讓人惡化吧。」

——希波克拉底（Hippocrates）

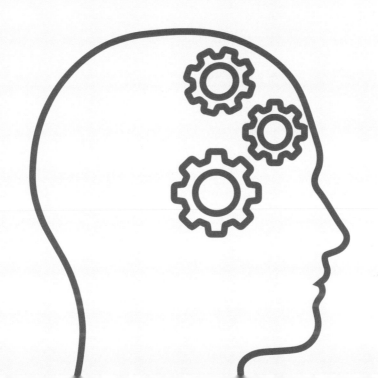

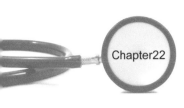

Chapter22 你應該狂吃碳水化合物來發動你的腦？

謊言

　　每天都要吃很多碳水化合物，否則你的腦和其他部位會缺乏能量，無法正常運轉。

為什麼值得你關心？

　　如果碳水化合物是腦部和身體正常運作的關鍵，每一餐都應該多吃。但如果腦部和其他器官不用靠碳水化合物來發動，又如果碳水化合物會導致血糖和胰島素升高，就應該少吃。

這個謊言的支持者

　　這個謊言似乎常從醫生和營養師嘴裡脫口而出。每當病人詢問該不該實行低醣飲食來減重，醫生就搬出這個謊言，嚴厲的警告病人：「除非你每天吃三次定量的碳水化合物，中間再補充碳水化合物的點心，否則大腦會無法正常運作。」食品大廠很樂於支持和重申這個謊言。糖和穀物所含的碳水化合物，剛好是廠商製作各種美味零食的廉價原料。

　　大家總算明白，為什麼食品大廠會樂意重申這個謊言，為什麼他們會廣設和資助營養學院，但為什麼連醫生也急著說這個謊？我們明明學過糖類代謝的生物化學原理，也知道葡萄糖（身體能量所需的糖）可能來自我們吃的碳水化合物、蛋白質和脂肪，但不知從何時開始，醫生忘了這些，誤信人類必須吃碳水化合物來維持正常身體功能的謊言。

198

你我都應該知道的常識

有些社會每年有幾個月都吃不到碳水化合物，以前科學界和醫學界很熟知這些社會，但現在似乎都忘記那些不吃碳水化合物的人，身體有多麼健康，牙齒有多麼健全。

舉例來說，伊努特人（Inuit）部落居住在阿拉斯加、加拿大和格陵蘭的北極圈地區，只有極少數植物可以生長。他們的飲食主要吃高脂肪的鯨魚肉、海象肉、馴鹿肉、海豹肉和北極熊肉（有些人估計超過九成），畢竟北極圈太寒冷了，不可能栽種植物。每年只有幾個月吃得到少量的莓果、根莖類和塊莖類，全年有好幾個月都吃不到碳水化合物。如果人腦真的需要每天攝取定量的碳水化合物，那麼伊努特人應該在幾百年前就滅絕了，但他們至今仍存在著，實行著近乎零碳水化合物的飲食法，這一切都被人類學家維海默・斯德凡森（Vilhjalmur Stefansson）記錄下來。

斯德凡森在二十世紀初，跟伊努特人住了好幾年，很驚訝這群人吃高脂肪肉類飲食，身體竟然還如此健康；當他回到美國說出他的飲食發現，大家都嘲笑他，批評他不誠實。為了印證他的所見所聞，他同意一整年只吃肉，接受大家的監督。

半信半疑的人眼看著斯德凡森只吃肉卻越來越健康，他的身體沒有任何營養不良，還保持在最健康的狀態。

另一個吃肉常保健康的族群，便是東非馬賽人（Maasai）。馬賽人吃生肉、生乳和生牛血。偉斯頓・普萊斯博士（Weston A. Price）研究馬賽人部落的飲食，結果發現雖然他們只吃肉，不吃碳水化合物，身體還是很健康很強壯。除了伊努特人和馬賽人，還有很多社會也是幾乎只吃肉，例如俄羅斯的楚科奇人（chukotka），非洲的桑布魯人

（Samburu）和倫迪爾人（Rendille），蒙古的遊牧民族，南達科塔州的蘇族（Sioux），巴西的高喬人（Gauchos）。

現在有無數人快樂的吃著無醣和低醣飲食，就算好幾個月不碰碳水化合物，也還是很健康，活力十足，況且也沒有人類學或生理學證據顯示，人類每天一定要吃定量的碳水化合物。

人體部分細胞需要葡萄糖來產生能量，紅血球沒有細胞核或粒線體，所以沒辦法自行產生能量，或者燃燒脂肪，一些腦部和眼睛的細胞也需要葡萄糖來製造能量。

然而，肝臟會透過糖質新生（gluconeogenesis）的過程，來製造你身體所需的葡萄糖，既然肝臟製造的葡萄糖可以滿足身體細胞所需，你根本不需要吃碳水化合物。

研究顯示

人類每天都要攝取碳水化合物的說法，目前尚未受到有意義的研究支持。雖然有很多「專家」這麼說，但他們根本沒有研究背書，更何況肝臟可以把氨基酸和脂肪酸轉化為葡萄糖，讓需要葡萄糖的細胞使用；你根本不需要吃碳水化合物。

原來真相是……

歷史上曾經有好幾代的人類，每年有一段時間吃不到碳水化合物。我們不知道是人類突然間要靠碳水化合物維生，於是基因開始適應有碳

水化合物的生活，還是人類打從一開始就不需要碳水化合物，但反正現在的你根本不用在乎碳水化合物的最低攝取量。

你體內大部分細胞都可以從燃燒碳水化合物，轉變為燃燒脂肪。每一副人體都有這種生物化學機制，可以從燃燒碳水化合物變成燃燒脂肪，只是需要一點時間切換。這完全不會限制你的代謝彈性，如果你隨時有需要，身體還是可以回去燃燒碳水化合物。

至於你體內少數無法燃燒脂肪的細胞，肝臟會很樂意透過糖質新生的過程，製造足夠的葡萄糖來滿足細胞需要。糖質新生有其存在的道理，你毫不費力就可以啟動它。

跟我這樣做

我經常好幾天只吃高脂肪的肉類，而且以豬油和奶油烹調。一些肉類頂多只有一至二克碳水化合物，如果依照一般醫生和營養師的標準，這絕對不夠驅動我的腦。我偶爾會吃蔬菜，但我吃菜是為了美味，而不是要攝取碳水化合物。我已經實行低醣或無醣飲食很久了，我的腦也已經適應燃燒脂肪，我的肝臟也可以立即製造葡萄糖，來滿足身體其他功能需求。相信你的身體也做得到！

功課

即使醫生或營養師叫你多吃碳水化合物，但其實有很多人從生酮飲食獲益良多。下列兩個資源可以幫助你理解身體需要以及不需要什麼。

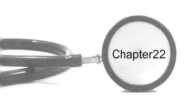

書籍：《真正的生酮飲食：如何在低醣，高脂的飲食中應用營養療法》
吉米・摩爾（Jimmy Moore）和克莉絲汀・摩爾（Christine Moore）
營養治療師著
這本超棒的書會幫你設計人類祖先吃的生酮飲食。

書籍：《吃得好活得久：掌握低醣生酮飲食減重又長壽》
埃佛・庫明斯（Ivor Cummins）和傑弗里・傑伯（Jeffry Gerber）醫
學博士著
從這本書學習慢性病的癥結，以及可以預防慢性病的飲食。

Chapter *23*
吃烤肉會致癌？

「對於全球各個年齡層的人來說，肉似乎都是最好的食物，蔬菜反倒差了一點，甚至是次要的。」

——維海默‧斯德凡森（Vilhjalmur Stefansson）

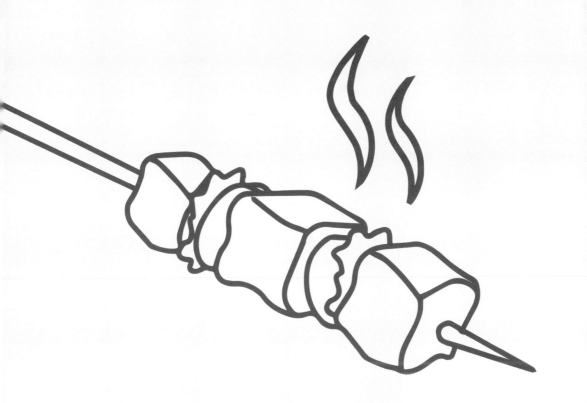

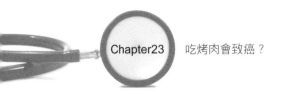

Chapter23　吃烤肉會致癌？

謊言

　　吃炭火炙燒的肉，會提高你罹患大腸癌的風險，或者提高整體罹癌風險。

為什麼值得你關心？

　　如果烤肉會提高你罹癌的風險，那就應該換個烹調方式，以低溫加熱肉品。但如果像幾千年來人類祖先那樣吃肉，並不會提高罹癌的風險，那就大可放心的吃烤肉。

這個謊言的支持者

　　這又是世界衛生組織（WHO）在他們刊物製造的謊言。目前有幾份流行病學觀察研究顯示，烤肉和罹癌風險之間的關聯性微乎其微。另一方面，幾份鼠類研究似乎證實吃烤肉會提高罹癌機率，但這些研究都有設計不良的問題，更何況這些老鼠所攝取的致癌化合物，其實是人類平均攝取量的幾百倍。

　　目前還沒有隨機對照的人類試驗支持這個謊言，多份觀察研究也沒有發現吃烤肉和罹癌風險的關聯性。當你搜尋這個主題的文獻，顯然隱含不少偏見，研究人員直接讓自己的情感信念影響結論，由於他們的研究不雙盲也不隨機，情感偏見不知不覺會趁入研究發現，傷害到研究的基礎。

你我都應該知道的常識

　　人類有數十萬年，甚至更長的時間，都是在炭火烤肉。如果吃烤肉有明顯的致癌風險，人類要不就滅絕了，要不就在數千年前停止烤肉了。生活中的測試和失誤，可以讓動物改掉某個習慣，換成另一種好習慣。如果吃烤肉會致癌，人類絕對會在歷史某個階段停止用炭火烤肉。

　　世界衛生組織的研究人員在這個論述貫注個人情感，只因為他們深信吃蔬食對人類和對地球最好。由於在這個研究問題投注太多情感，主張吃烤肉會致癌的人才會如此熱切和深信不疑，即使這只是假設而已，他們還是立刻把它標榜為事實，一般觀察者很容易去相信熱切的研究人員。然而，對某個議題太熱切和情緒化，並不表示就是正確的。

研究顯示

　　世界衛生組織宣稱烤肉所含的特定化合物會直接致癌，主要是基於流行病學觀察研究，認為這些化合物似乎跟各種癌症有所關聯，但是別忘了，這類研究可以證實關聯性，卻無法證實因果關係，更何況這些研究只顯示，吃烤肉和癌症風險的關聯性微乎其微，相對風險也很低（幾乎是沒有）。這類研究也會用來證明抽菸和肺癌的關聯性，而且發現有很大的影響。

　　抽菸和癌症的研究就顯示極高的關聯性和極高的相對風險，雖然無法證明兩者的因果關係，但可見抽菸極可能提高肺癌，加上受測者沒有其他共同的干擾因子，可以解釋這些人為什麼癌症發生率會比較高。

　　烤肉可疑的化合物有丙烯醯胺 (AC)、異環胺 (HCA)、多環芳香烴

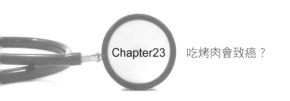

（PAH）。以鼠類研究為例，這些烤肉內含的化合物跟鼠類癌症發生率高度相關，但鼠類的攝取量是人類的好幾千倍，更何況從鼠類研究來推論人類有一個問題，人類已經有數千年炭火烤肉的經驗，但鼠類並沒有。再者，鼠類跟人類的飲食習慣不一樣，也有不同的消化系統。目前為止仍缺乏隨機對照的人類試驗，也沒有任何觀察研究證實正常吃烤肉和癌症風險提高之間有強烈關聯性或因果關係。

原來真相是⋯⋯

鼠類在野外都是吃莓果、蟲子、穀物和生肉，鼠類不吃烤肉，也從來沒吃過。當餵食牠們大量的烤肉化合物，絕對會干擾牠們的身體系統。這些研究在確認吃烤肉和罹癌的關係時，鼠類所攝取的烤肉化合物，數量竟然是愛吃肉的人的好幾千倍，這樣的研究根本站不住腳。

人類早在有文字紀錄之前就會用炭火烤肉，這是人類學和人類史學都有記載的飲食習慣。如果你曾經用炭火烤肉，甚至用過最現代的烤肉器具，就會明白肉烤焦是人之常情；事實上，吃烤肉真的沒什麼關係，就算每天吃也無妨，說人類應該怕烤肉真的有違常識。

烤肉內含的兩種化合物異環胺（HCA）和多環芳香烴（PAH），如果攝取量是一般的數千倍，確實會提高致癌風險，但問題是要攝取一般的數千倍！換句話說，你不應該每天吃上百片肋眼牛排，但是根本沒有人吃得下這麼多牛排，而且你一定沒想到 WHO 公認很安全的食物，其實也含有這些化合物。真的！

一些食物本來就有丙烯醯胺（AC），油炸食物以及任何烤到金黃的食物也會有，舉凡薯條、土司、梅汁、早餐吃的穀片、烘烤堅果、咖

啡、可可、洋芋片和餅乾等食物都含有丙烯醯胺。如果你把麵包加熱到有點焦色，也會製造丙烯醯胺，換句話說，除了麵包第一次烘烤的丙烯醯胺，還會有你再次加熱產生的丙烯醯胺。

煮菜會產生大量的化合物，稱為苯芘（BaP），據傳會提高罹癌風險。凡是含有氨基酸的食物（這是蛋白質、肌酸和糖的構成分子）就會產生異環胺（HCA）和多環芳香烴（PAH），甚至包括淋上肉汁的麵包、蔬菜和馬鈴薯。我們都知道有些蔬菜內含蛋白質，因為吃素的朋友都這麼說，但其實這些蔬菜也有糖，凡是有碳水化合物一律就會有糖。一旦這些蔬菜在烹調過程中碰到肉，就會產生異環胺（HCA）和多環芳香烴（PAH）。如果要避免這兩種化合物，你只能吃生食，不可以煮熟，但顯然這並非人類自古以來的飲食方式。人類自從發明了火，至少就會加熱部分的食物，也很習慣把菜和肉一起煮。

跟我這樣做

我不怕吃烤肉，還會盡量多吃，我家人也是。這方面缺乏有意義的研究，也充滿研究人員自己的偏見，除非等到有意義的研究出現，證明我們祖先的烹調方式有危險，否則我會繼續大口吃烤肉。

功課

炭火烤肉再自然不過了，儘管有很多資料來源充滿迷思和誤解，但仍有一些可靠的資訊，這本書就很值得推薦。

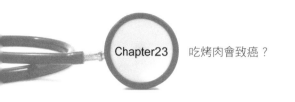

書籍：《令人大感意外的脂肪：為什麼奶油、肉類、乳酪應該是健康飲食？》
妮娜‧泰柯茲醫學顧問著
泰柯茲破除愚蠢的說法，讓大家明白吃肉既自然又有益健康。

Chapter *24*

吃加工肉品會致癌？

「知道錯誤的資訊，比無知更可怕。」

——喬治‧伯納蕭（George Bernard Shaw）

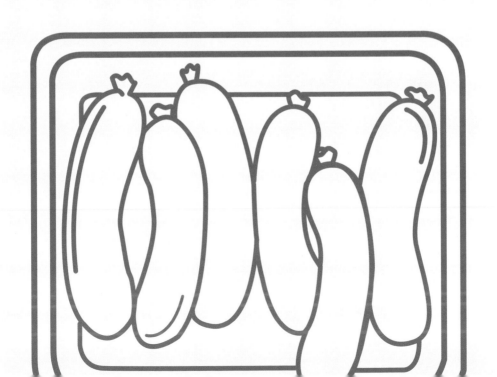

謊言

　　加工肉品例如培根、香腸、肉醬和熱狗，都含有大量的硝酸鹽和亞硝酸鹽，兩者暗藏致癌的風險。

為什麼值得你關心？

　　如果加工肉品含有大量的硝酸鹽和亞硝酸鹽，兩者都會提高致癌的機率，那麼你應該少吃加工肉品，甚至完全不吃。然而，如果加工肉品所含的硝酸鹽和亞硝酸鹽，比許多蔬菜都來得少，何況這些化合物也不一定會提高罹癌風險，那麼加工肉品應該是平價又健康的食物。

這個謊言的支持者

　　國際癌症研究署（IARC）隸屬於世界衛生組織，宣布加工肉品可能有致癌風險。這是基於動物（鼠類）研究、觀察研究和人口研究做出的結論。IARC 宣稱有八百篇研究顯示加工肉品和罹癌之間有關聯性，但真正刊登出來的卻不到五篇，況且這些流行病學研究顯示，吃加工肉品和提高罹癌風險之間的關聯性極低。我寫這本書的時候，這個假設並未受到對照試驗的支持。

　　營養學家、飲食學家和其他許多專家卻相信加工肉品會致癌；官方也一致認為，吃加工肉品有危險，應該盡量不吃。如果有醫生或保健／營養學家質疑這個信念，就是在挑戰權威，形同犯了大忌。

你我都應該知道的常識

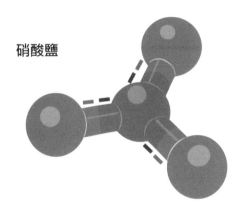

硝酸鹽

硝酸鹽是內含一個氮原子和三個氧原子的化學離子，排列如上圖。硝酸鹽可能在土裡自然產生，也可能是細菌製造的，或者是人工合成的，西洋芹和甜菜根含有極高濃度的硝酸鹽。

目前已有人在研究硝酸鹽的療效，可能改善高血壓和降低心臟病發的風險。

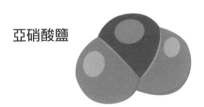

亞硝酸鹽

亞硝酸鹽是內含一個氮原子和兩個氧原子的化學離子，排列如上圖。亞硝酸鹽會自然產生，也可能是是細菌製造的，或者是人工合成

的，更何況人類唾液所分泌的亞硝酸鹽，其實是加工肉類的好幾百倍。西洋芹和甜菜根的硝酸鹽經過化學轉化，也是會產生亞硝酸鹽。

　　加工肉品確實含有硝酸鹽和亞硝酸鹽。美國農業部對於加工肉品的硝酸鹽和亞硝酸鹽含量，制定了十分嚴格的指標：加工流程不得使用超過五百 ppm，最終加工成品通常只剩下十 ppm。這個量看似令人擔憂，但是當你知道其他食物和人類唾液含有多少的硝酸鹽和亞硝酸鹽，就不會這麼想了。

　　舉例來說，蔬菜所含的硝酸鹽和亞硝酸鹽，遠比加工肉類高出不少，比方西洋芹和甜菜根葉的含量，就是一般熱狗的幾百倍，但不知為什麼，那些叫我們小心加工肉品的人，竟會忽略這項事實。我打個比方好了，這就好像專家說蔬菜富含水分，不要吃蔬菜，但又說喝水很安全，這沒有道理嘛！硝酸鹽／亞硝酸鹽真的沒什麼好怕的。

　　事實上，一般人吃下肚的硝酸鹽，有超過九成來自蔬菜。沒錯，你讀的沒錯。西洋芹、甜菜根葉和芝麻菜所含的硝酸鹽，竟然比一百條熱狗還要多！如果我們會擔心硝酸鹽，以及其產生的化合物，我們就應該嚴格限制蔬菜的攝取量，而非加工肉品。

　　有一件事可能會讓你大吃一驚：標榜「未加工」、「有機」和「不含硝酸鹽」的培根和熱狗，其實比便宜的加工肉品和熱狗含有更多硝酸鹽。我們顯然以為「有機」肉品的硝酸鹽特別不一樣，只因為它是從西洋芹和甜菜根的汁液萃取而來。這是美國聯邦指導方針搞出來的漏洞，讓大家對這種硝酸鹽掉以輕心（但是其分子結構明明沒什麼兩樣）。如果廠商從西洋芹汁萃取硝酸鹽，那個肉品就可以稱為「不含硝酸鹽」，但實際的硝酸鹽含量比其他產品多更多。

　　你每天吃到的亞硝酸鹽，有超過九成來自自己的唾液，而非吃下肚的食物。完全沒想到吧？這是真的！這給這個謊言的致命一擊。就算一

整天只吃加工肉品，唾液所分泌的亞硝酸鹽，仍然是從食物攝取的好幾百倍。現在難道要因為唾液會致癌，就禁止你分泌唾液嗎？

我希望你終於明白了，加工肉品殘留的硝酸鹽和亞硝酸鹽這麼少，實在不需要擔心。否則你就不要吃綠色蔬菜了，甚至不要吞口水了。

研究顯示

這個謊言背後的研究極為可笑。最剛開始是麻省理工學院（MIT）論文引起的恐慌，新聞媒體就照單全收，讓很多人都知道這則新聞，但是後來這篇論文遭到質疑和拒絕，卻沒有任何人提起。

那些常吃加工肉品的人，經濟狀況通常沒那麼富裕，往往常抽菸少運動，從事不健康的活動。當研究人員進行觀察研究，證明加工肉品和癌症風險的關聯性時，透過不值得信任的自填式飲食頻率問卷來收集資料，也沒有把干擾因子納入考量。換句話說，他們沒有控制其他對健康有害的行為因子，因而有損整份研究的公正性。如果一個人吃很多熱狗，有抽菸習慣，喝很多啤酒，又喜歡久坐，我們應該一點也不意外，他罹癌的機率會超過不吃熱狗、不抽菸、有運動習慣和只偶爾小酌的人吧？我就不意外。難道要怪熱狗嗎？那倒不一定吧，專家在告誡我們吃加工肉品有危險之前，大多忽略了這些研究明顯的瑕疵。

原來真相是……

這個謊言再度顯示，營養學的信條潛藏著研究者的偏見和信念。

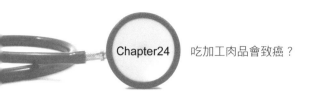

如果你用批判的眼光看待這些研究，這個謊言就會四崩五裂，當你發現「未加工」肉品的硝酸鹽含量，竟然比平價加工肉品多更多，會覺得營養學家當之有愧。

當你再發現唾液是體內最大的硝酸鹽製造機，這個迷思聽起來會更可笑至極。

跟我這樣做

我想吃加工肉品就盡情的吃，也經常讓孩子吃熱狗、肉醬和培根，我根本不在乎加工肉品有硝酸鹽或亞硝酸鹽，但我會禁止家人吃蔬菜和吞口水喔。沒有啦，我是開玩笑的，你應該懂我的笑點。

功課

下面兩篇文章會讓你更明白硝酸鹽和亞硝酸鹽的迷思。

網路文章：〈硝酸鹽和亞硝酸鹽的迷思：為什麼你不用怕培根？〉（*The Nitrate and Nitrite Myth: Another Reason Not To Fear Bacon*），克里斯・克萊瑟（Chris Kresser）著
http://bit.ly/DontFearBacon

克里斯克萊瑟打破硝酸鹽／亞硝酸鹽的迷思，在這篇部落格文章提供大家許多參考文獻。

網路文章：〈不吃熱狗和培根有意義嗎？〉（*Does Banning Hotdogs and Bacon Make Sense?*），珊蒂·史瓦克（Sandy Szwarc）著
http://bit.ly/BaconIsGood
珊蒂跟大家說明，如果你忽略蔬菜的亞硝酸鹽，卻擔心加工肉品的亞硝酸鹽，是一件多麼愚蠢的事情，她提供很多絕佳參考文獻，讓你自己做研究。

Chapter *25*
小小的善意謊言

「醫學書籍要慎選，看錯書可是會丟了小命。」

——馬克‧吐溫（Mark Twain）

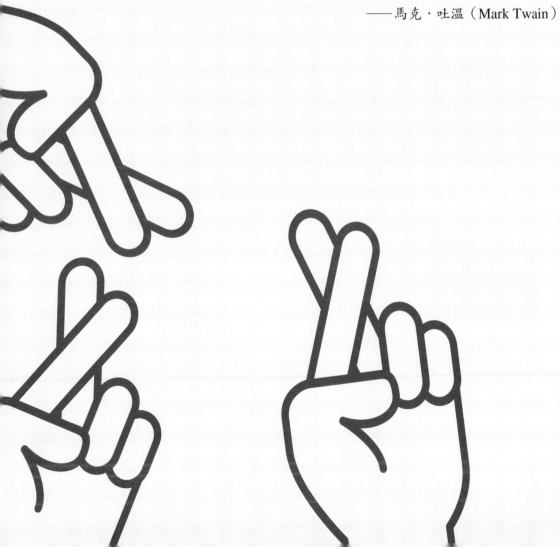

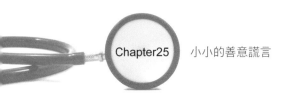

　　醫學界小小的善意謊言不計其數,這一章會列舉幾個例子。我收錄最常聽到的善意謊言,分別做了簡單的回應。你經常聽到親朋好友說這些謊,醫生也會不時拿出來講。如果你從醫生口中聽到這些謊言,先確認他是不是在開玩笑,如果他是認真的,趕快逃離診間,換一個醫生。醫生拿的薪水包含保險給付和你的自付額,本來就應該比你懂更多,不應該一直重申這些善意謊言。

　　我收錄這些謊言,主要是為了好玩,還有讓你指正說謊的人,我對於這種事情有點龜毛。人類應該是比較有智慧、科技比較先進的物種,不應該相信不正確的蠢話。人類所相信的和重申的,必須是有證據支持的事實。

　　既然這樣,你得跟親朋好友澄清下面這些謊言。

我們只用了十％腦力

　　核磁共振(MR)和正電子發射電腦斷層掃描(PET)一再證實,這根本是子虛烏有的謊言。有些人為了提高這個謊言的可信度,經常把愛因斯坦搬出來。事實上,大腦一直都是全力運轉,不管是想正事還是動歪腦筋。

每天至少要喝八杯水!

　　這個謊言出自一九四〇年代營養委員會(Nutrition Council)所提供的建議。這個團體建議大家每天喝六十四盎司(約一點九公斤)的液體,但絕非只限白開水,而是包括我們飲食和飲料的水分。目前根本沒有研究證實每天都喝定量的水,就可以保持健康或減重。雖然每天喝幾

杯水是好事，但你要相信自己的口渴機轉，它會告訴你每天需要喝多少液體，無須煩心自己該喝多少水。

頭髮剃過或剪過之後，會長得更粗更烏黑

這個謊言已經被駁斥很多次了。我懂啦，剃過或剪過的頭髮，好像真的有變得更粗更黑，但其實並沒有。

我曾經跟美容師辯論過這個謊言，最後演變成鬥毆事件。她跟我保證這個謊言一定是真的，就連她的美容教科書也這麼說，而且說要拿給我看。唉！結果她仔細看了書，並沒有找到支持這個謊言的內容，就決定拿書砸我了。

在昏暗的光線看書（或看電視距離太近），對眼睛不好

這個謊言根本沒有研究的支持。人眼在我們所知的宇宙，堪稱最神奇的構造之一，超會適應環境。這個謊言一定是討厭讀書的兄弟姊妹想出來的，想要把你拖下水；你的父母也有嫌疑，他們只是希望你到外面玩一玩。

吃火雞會讓你昏昏欲睡

火雞內含色氨酸，這個物質會讓人昏昏欲睡。這個小謊言只有一個問題，那就是雞肉、牛肉和其他很多食物都含有色氨酸。事實上，真正讓你昏昏欲睡（和肥胖）的，其實是節慶大餐後吃了一堆澱粉和糖，而不是火雞。

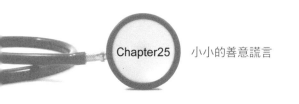

千萬別讓頭部受傷的人睡著

如果你朋友頭部撞傷了，醫生會幫他做檢查。等到檢查做完，如果你朋友想睡個覺，你就讓他睡吧。如果醫生說，頭部受傷後不可以睡著，你絕對要在腦中連翻好幾次白眼，跟你的醫生拍一張自拍寄給我，我要收錄在下一本書。睡著並不會傷害頭部受傷的人，事實上，醫生反而會讓這樣的病人昏迷，昏睡個幾天。

口香糖不小心吞下肚，會留在肚子裡或腸子裡好幾年

喔，不！我不是很確定這個謊言是怎麼開始的，但根本毫無現實基礎。口香糖的原料（一時很難弄到詳細的成分表）可能不健康，但口香糖通過腸道的速度，其實跟你吃的其他食物差不多。

吃完東西必須一小時後才可以游泳

這個謊言並沒有受到任何研究支持。我很喜歡在野餐的時候，拿這個謊言來嚇一嚇親朋好友。我會吃一大盤食物（甚至兩大盤），一吃完就跟大家說我要去游泳，然後直接朝最近的水池跳下去，我從來沒有抽筋而死，但還是無法動搖親朋好友對此的信念。

人死後指甲和頭髮會繼續生長

不對，人死後不會再每天喝八杯水，皮膚會乾燥收縮。由於皮膚會從指甲處脫落，看起來就像還在生長，死掉的東西是不會生長的。

辛辣的食物會造成胃食道逆流、潰瘍或其他胃部問題

一些食物確實會讓腸胃發炎，但辛辣的食物沒有這個疑慮。部分香料會讓舌頭灼熱或刺痛，但不影響腸胃。

你的胃本來就有很多高濃度的鹽酸，完全不把這些辛香料看在眼裡，事實上，壓力、藥物、糖、乳製品和穀物反而容易刺激胃。如果醫生叫你不要吃辛辣的食物，快對他翻白眼，拍一張自拍照傳給我，我要當成下一本書的封面。

女性月經來的時候不會懷孕

別相信這個謊言！精子會在女性體內存活一個星期，就像女生也會說，經期忽長忽短，甚至會突然不來。雖然在經期性交不可能懷孕，但也不是百分之百安全。

你會從頭頂散發大部分的熱氣

有一份研究指出，在天冷時外出，只會從頭頂散發體內七至十％的熱氣，做這份研究的人大概聽膩了媽媽叫他們出門戴帽子。如果你想戴帽子，那就戴吧，但並非必要，你大可跟媽媽聊一下這個謊言，但如果她堅持叫你戴，你還是乖乖戴吧。

假期的自殺意願大增

研究顯示十二月份的自殺率比其他月份更高，我不確定這個謊言是

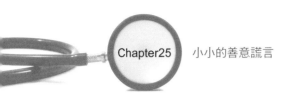

怎麼來的，很可能是這樣寫新聞才有賣點吧。我們總是會相信某個時間
點或月相，可能會導致其他無關的事件（參見本章有關滿月的迷思）。

聖誕紅會致人於死

從來沒有人類或動物吃了聖誕紅致死，民眾向毒物控制機關通報過
的聖誕紅中毒事件，其中最嚴重的症狀莫過於嘔吐和腹痛，聽起來就跟
誤食其他有毒植物差不多。聖誕紅不僅不可食用，嚐起來也不美味（我
為了這本書做研究時嚐過一小片），反正如果你想要趁今年聖誕節，用
聖誕紅毒死你討厭的叔叔，勸你還是換別的植物吧。

吃消夜會發胖

研究指出，進食的時間點跟發胖無關，反之你吃的食物比你吃的時
間點更重要。吃消夜會胖的言論完全沒有研究支持，你隨時想吃就吃，
只要確定你吃對食物。

急診室和產房到了滿月會特別忙

我知道說這個謊言經過研究證實是假的，會冒犯到許多護理師（包
括我在產房工作的護理師老婆）。

這是天大的謊言，當我還是急診室醫生時，就決定深究這兩者的關
係，然後發現這真的是謊言。當時我還相信有這回事，但隨著我開始做
研究和收集資料，從三家小醫院急診室收集到的數據，都沒有發現創傷
和月相之間的關聯性。之後又再多做一點研究，得知梅約診所（Mayo

Clinic）早就做了大型研究，證實月相跟急診室看病人數毫無關係，我這才放手。抱歉了，護理師，請原諒我，真相就是要讓大家知道。

咖啡會妨礙孩童成長

我祖母深信這個謊言，因此在我十六歲之前都不准喝咖啡，當然我會趁大家不在的時候偷喝。

我阿姨就不信這個謊言，她的六個小孩都有喝咖啡，也沒有什麼害處。我住中美洲的朋友也說，他們那邊的孩子每天早晨的飲料就是咖啡，打從三歲就開始喝，大家還是長得好好的。

顯然這個謊言是穀物脆片廠商 C.W. Post 搞出來的，試圖藉此行銷他們的早餐飲品 Postum，於是狂打廣告提醒美國家長給孩子喝咖啡是有害的，希望這些孩子早上從此不喝咖啡，改喝小麥和糖漿製成的Postum，但其實 Postum 比優質的咖啡更不健康。

孩子吃糖會過動

我可以列出一長串的原因，說服你限制孩子吃糖，但絕對不包括這個原因。這個謊言會出現是因為有醫生致函給小兒科期刊，然後被刊登出來，但其實沒有任何研究支持，雖然很多家長（包括我自己）都發現吃糖和行為不良的關聯性。我個人是建議不要在睡前給孩子吃甜的。

血液接觸到空氣會變成藍色

這個謊言有很多版本，無論哪一個版本都是錯的。血液不管怎麼樣

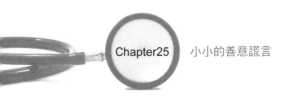

都是紅色，只不過有充足的氧氣時（流經你的動脈），會呈現比較鮮豔的紅色，但就算氧氣耗盡（流經你的靜脈）仍然是紅色。血液會呈現藍色，只是反映了靜脈血管壁的顏色。

吃很多胡蘿蔔可以改善夜視能力

生吃胡蘿蔔對身體很好，但沒有研究證實吃胡蘿蔔可以改善夜視能力。這個謠言可能是第二次世界大戰期間，英國政府為了鼓勵人民多吃根莖類而開啟的謊言。根莖類生吃富含纖維和優質營養素，但沒有證據顯示會改善夜視能力。

我們一出生，神經元的數目就固定了

這個天大的謊言很早就開始流傳了，以前的醫生沒有做研究，一直相信人出生之後，不會長出新的神經元（神經細胞），但現在優質研究證實了，成人一直都在生成新的腦細胞，這就是為什麼要吃適當的飲食和大量健康的脂肪，這樣可以提升記憶力，還可以降低失智風險，人腦需要充足的營養，才可以製造新的神經元。

快樂丸、安非他命和一些毒品會讓腦子有洞

雖然毒品對腦部功能會造成長期傷害，但絕對不會讓腦子有洞，我跟你打賭，這絕對是要嚇唬小孩別吸毒所編出的謊言，但你應該想一想，你對孩子說謊會有什麼下場，還不如直接告訴他們真相，吸毒的真相跟謊言其實一樣嚇人。

黑糖比白糖更好

我猜這個謊言出現的原因，大概就類似全麥麵包比白麵包好，糙米比白米好的謊言。當你說黑糖比白糖好，就好比說有機加工毒藥比加工毒藥好。別傻了，都是毒藥好嗎？

運動前先伸展可以預防運動傷害

全世界每所高中的足球教練都相信這個謊言，但這是假的。一些研究證實，運動前伸展並不會降低運動傷害的風險，反而是在浪費時間，但確實可以讓足球員在比賽之前有事做。

少量多餐是管控糖尿病或減重的好方法

這跟其他謊言一樣都缺乏研究支持。三餐定時吃和少量多餐的建議都缺乏研究或醫學根據。事實上，你餓了就應該吃，管它只有一次或四次。每天吃六餐只會讓血糖升高，還可能害你發胖，但如果你吃高碳水化合物的低脂飲食，可能每天會餓到六次，不妨多攝取優質的脂肪，讓你有長時間的飽足感，就不會那麼容易餓。此外，現在有更多研究指出，間歇性斷食（每天少吃一餐）對於長期減重更有效果。

多吃蛋白質可以長肌肉

蛋白質不會讓肌肉生長，除非你也要努力做運動。蛋白質是肌肉組織的基本原料，但你必須活動肌肉，肌肉才會生長。大吃蛋白質不僅不

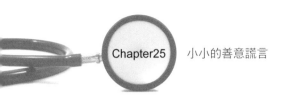

會長肌肉，還會造成腎臟的負擔，腎臟要努力排出多餘的蛋白質，你的血糖也會升高。除非有在做阻力訓練，否則蛋白質不會讓你長肌肉。

拗手指發出喀喀聲會造成關節炎

許多研究都證實這個謊言是假的，拗手指對關節無害，所以長期下來沒有問題。但如果身邊有人不喜歡聽到喀喀聲，你還是要體貼一點，那個人在的時候盡量不要發出怪聲。

醫生或其他人有跟你說過小小的醫學善意謊言嗎？寫信給我 LMDTM@theberryclinic.com，我可能會收錄在下一本書喔。

Chapter *26*
照我說的去做，跟我這樣做

「你在咳嗽嗎？今晚回家吃一盒軟便劑，就會嚇到不敢咳了。」

——佩兒・威廉斯（Pearl Williams）

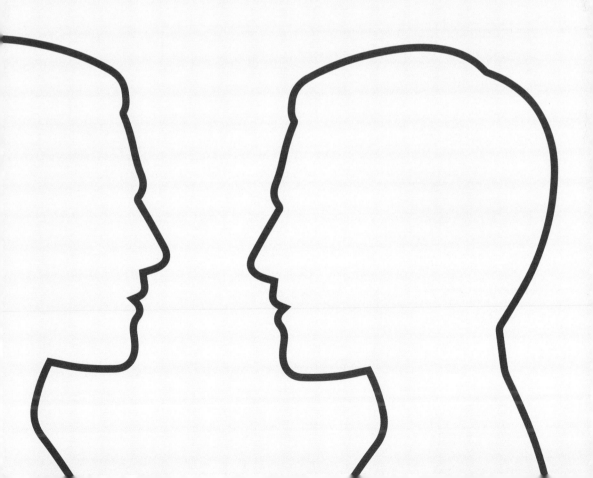

　　我們都聽過這個故事，只是情節有點不一樣。傳道人要會眾正直坦蕩，或者勇於面對地獄火和詛咒，但他本人卻經常出沒酒吧，喝酒抽菸，調戲女人，不小心被人抓包了，也只是眨眨眼說：「照我的說去做，但不要效法我。」

　　很多醫生的生活和行為就像這位傳道者。有的醫生叫你不要抽菸，但他自己會抽；有的醫生明明胖得要死，還覺得自己有資格叫病人減肥；很多醫生過得不健康也不快樂，但他們建議你該怎麼健康快樂時，倒是說得很乾脆。如果你的醫生不先重視自己的健康，即使他擁有所有必備的知識，你就應該聽他的嗎？這是現代醫學最丟臉的問題之一。如果醫生淨做一些他叫你不要做的事情，他還值得信任嗎？醫委會還不如多關注這種不良行為，而非計較他們現在在意的行為。

　　我之前提過，二〇〇八年有一天，我意識到自己是個肥胖、不開心、不健康的醫生，但每個禮拜有五天都在教病人怎麼減肥和改善健康。這些討厭的問題逐漸找上我，但我卻忙著搞定家庭、行醫和社區，完全沒心思注意自己的健康上，以及我帶給病人什麼樣的印象。我唸高中的時候曾經是運動員，後來卻胖到連試穿鞋子都會喘不過氣，我顯然應該做些什麼事了。以前我一直都很會運動，於是我決定嘗試跑步機，讓自己恢復身材，但我還是沒有改變食量（我就是一直狂吃），反正我會增加運動量讓自己燃燒更多卡路里，我的目標就是燃燒比我吃進去更多的卡路里，這當然是因為我在醫學院裡學到，這種熱量赤字一定可以讓我減肥。

　　我展開新的養生之道，很努力做運動，但是一個月後，我沒有減重，反而胖了一磅，這是壓垮駱駝的最後一根稻草。即使我周圍的醫生

都不感興趣，但我就是覺得我們在醫學院學習的營養學不夠多。我開始相信減重的關鍵可能是需要補足營養學知識，於是我就像好學生一樣開始 K 書。

我讀過幾本低脂飲食的暢銷書，但是沒什麼感覺。我後來讀了邁阿密飲食法和限醣飲食，發現這兩種都比低脂飲食更有道理，於是繼續閱讀這類的書籍，最後讀到這兩本書：《原始藍圖飲食法》和《原始人飲食養生之道》。這兩本書籍兼顧飲食和生活習慣，比較能夠說服我。我又多看了兩本關於原始藍圖飲食和原始人飲食的書籍，花很多時間研讀 PubMed 生物醫學資料庫，還有閱讀幾本看似走在正道的書籍。我得出的關鍵概念並不新穎，事實上就跟人類這個物種一樣悠久，說不定就是太古老了，才會看似被我們遺忘了，還要特地把它找出來。對很多人來說，這似乎是新觀念，甚至時髦的觀念。

「我意識到自己是肥胖、不開心、不健康的醫生，每個禮拜卻有五天都在教病人怎麼減肥和改善健康。」

我把這些觀念濃縮成下面幾點：

- 人類已經在地球上生存很久的時間。
- 人類存在地球上九十九點九％的時間，都不吃穀類、糖類或牛奶；也不喝果汁或高熱量飲品。
- 我們大多靠著吃高脂肪肉類和綠色蔬菜維生，但如果抓得到動物會優先選擇吃肉。
- 為了獲得我們想要的健康和身心狀態，必須尊重古時候的飲食和生活

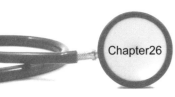

方式，認清我們的 DNA 並沒有與時俱進，並無法吸收現代生活要我們吃的澱粉、糖和穀物。

- DNA 面對無謂的糖和澱粉，會把它囤在你不樂見的地方，例如你腹部、臀部和大腿的脂肪組織。
- 身體也會把脂肪組織放到肝臟去，而這可能會導致肝功能異常和重度肝病。

為了達到預想的健康和身心狀態，你必須尊敬某些事情，這就是下一個部分的重點。

尊敬人類 DNA

你現在的 DNA 都是七萬多對先人經過無數年成功繁衍的結果，如果把這件事謹記在心，絕對不會認為自己是失敗者。

你從那些成功的先人繼承的 DNA，很清楚怎麼好好照顧自己。它喜歡特定的食物，需要特定的食物，所以對於你吃的其他食物無所適從。你的 DNA 逐漸習慣跟腸道的細菌合作，並且從腸道的細菌獲益。當你用抗生素破壞或改變體內的細菌，可能傷害你的健康，不利減肥。你的 DNA 需要特定的營養素，來修復體內的細胞和組織，否則無法保持健康，讓身體呈現最佳狀態。

想一想祖先吃的食物，那就是你的 DNA 想吃的食物，你的 DNA

也會知道怎麼利用。人類是直到近百年來，才開始接觸穀物、糖和其他動物的奶。不能喝牛奶的人通常沒有嚴重的胃病，他們的 DNA 剛好無法分泌能夠分解乳糖的酵素，反觀其他看似可以安心喝牛奶的人，其實正在造成慢性傷害。

當你餵食 DNA 最習慣的食物，身心都會健健康康的。你的 DNA 及其開啟和關閉的功能，都會決定你是否健康。

尊重飲食

飲食是你最能夠掌控的環境暴露。如果有時間，也有心投入的話，當然可以有機栽培你的每一口食物，但我們大多忙著其他事情，當有機農夫通常不是選項，所以你要盡量慎選自己購買的食物。記得你會成為你吃下肚的食物，你飲用的食物會成為你，以前電腦科學流行的成語「垃圾進、垃圾出」（GIGO），便是思考飲食最好的思維。雖然你吃的每一口食物不一定新鮮有機，但只要盡量用天然食物餵飽肚子，健康和生活都會有改善。

尊重環境

你居住的環境應該要充滿可以安心接觸的物質，絕對沒有該避開的物質。因此，如果你讓周圍環境充斥著香菸的煙霧、垃圾食物和一堆壓力，會過著短命又悲慘的人生，也就不足為奇了。

避開二手菸、不安全的水、不安全的食品添加物，就是保護環境最

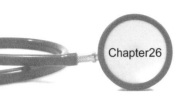

簡單的方式。你一定要避開雙酚 A（BPA），這會出現在部分的食物和飲料包裝。當你加熱含有雙酚 A 的食品飲料容器，雙酚 A 就會滲入食物和飲料，傷害你的腺體和荷爾蒙。環境中有太多你可能沒聽過，也沒想過會破壞環境的物質。當然你無法掌控環境中每一種物質，因為實在太多種了，但是當你花心思尊重環境，身心也會健健康康。

尊重運動

運動的減重效果不彰，但每天運動對身心有很多好處。研究顯示多運動對身體和心靈都有益，比方你去店裡購物，與其開車繞五分鐘找一個最近的停車位，還不如停在最遠的車位走過去。你走進走出的時間，都比找停車位更快，還可以省油，讓身心保持在更好的狀態。這些小祕訣都可以讓你多運動，卻不用花太多心力或花大錢。我們祖先每天都要走數哩路，有時候還要快跑或舉重物，花一點心思做這些事情，也可以效法數千年來人類 DNA 習慣的生活方式，你會因此受惠的。千萬不要浪費時間和金錢去參加健身房，除非你真心喜愛，並覺得有趣。

尊重檢驗結果

到了某個年紀，你最好要找一個聰明又知識淵博的醫生，每年定期做幾次有意義的身體檢查。人體有些器官和系統剛開始發生小問題時，並沒有明顯的症狀，但長期下來會惡化。唯有定期檢查，你和醫生才能夠提早偵測這些問題，趁永久傷害還沒造成之前修正問題。不過，政府

建議做的預防性檢查，大多沒有什麼功效，因此你要找一位信得過的醫生，引導你穿越醫學檢驗的迷宮。

尊重篩檢需求

提早發現癌症等疾病，可以大幅提升醫生治癒你的機會；定期諮詢你信任的醫生，接受一些有意義的篩檢，發現癌症和其他疾病的早期跡象。無庸置疑，一些篩檢已經到了濫用、誤用或兩者皆有的地步，但如果可以交給有能力的醫生，幫你聰明規劃篩檢，其實是可以改善健康和拉長壽命。

尊重端粒

端粒（telomere）是染色體尾端一小塊 DNA 區塊，似乎就是端粒在保護 DNA，防止你過快老化。研究顯示，避開煙味、加工食品、有毒化學物質和負面壓力等東西，可以預防端粒提早縮短，進而延緩老化，讓你更健康更有活力。現在醫學界開始興起有趣的研究分支，專門探討端粒以及優化端粒的方式，這方面的新發展應該對你的健康大有幫助。

尊重粒線體

這些位於細胞內的小型發電廠，可以供給細胞必要的能量，讓細胞

發揮最大功用。你必須餵養粒線體適當的飲食，避免接觸有毒物質，否則粒線體會脆弱生病，開始減少數量。為了保護粒線體，呼吸和飲食都要盡量避開毒物，粒線體是你最好的朋友，如果你想保持活力到老，應該好好善待粒線體。如何把粒線體維持在最佳狀態，也是現在醫學界新興的研究分支，可望改善你的健康。

尊重壓力的程度和種類

我們每個人都會經歷正面和負面的壓力。正面的壓力對身心有益，可能是透過各種遊戲、謎題和運動來挑戰自己，或者學習新事物，去陌生的地方走一走。負面的壓力對健康有害，應該盡量避免，負面的壓力可能來自不良的人際關係、討厭的工作、久坐的生活方式或負面思考。雖然這些看起來都是小事，但你還是要注意，讓自己好好享受人生。

尊重腸道的細菌

你可能以為身體是一個整體，但身體才不只是這樣。醫學圈逐漸意識到身體是許多成員組成的管弦樂隊，包括人類和非人類在內。舉例來說，新研究顯示腸道無數的細菌，攸關你整體的健康品質。我之前提到的粒線體，便是跟我們長期和平共處的細菌，所以乾脆邀請牠們搬進來同住。

如果你把所有心力和資源都投注在一件事，例如參加健身房或服用昂貴的營養品，這是很愚蠢的作法，那些事並不會長期改善你想要的健

康。唯有你開始尊重我列出來的事項，你才會達到和維持你想要和應得的健康。

尊重睡眠

我們活著有三分之一的時間都在睡覺，睡覺乍看之下是在浪費時間，但其實優質的睡眠跟每一個健康面向密切相關，包括生理和心理健康。把睡眠環境當成寶藏一樣保護，別讓其他事情輕易的入侵。

臥房盡量要昏暗一點，應該要涼爽而舒適，不妨考慮入夜之後，只在臥房點亮紅光，再不然就是戴上藍光眼鏡。你只能在臥房做你喜歡的事情，不要工作、吵架或討論複雜的主題。試試看白噪音或粉紅噪音，就不會被夜間的撞擊聲嚇醒。人腦只有在睡眠的時候才會啟動膠狀淋巴系統，可以淨空、修復和更新你的腦。請尊重你的睡眠，保護你的睡眠環境吧。

Chapter 27

最親愛的同業

「醫生總認為不合群的同業是江湖術士，還認為所有病人都是笨蛋。」

——弗蘭納里·歐康納（Flannery O'Connor）

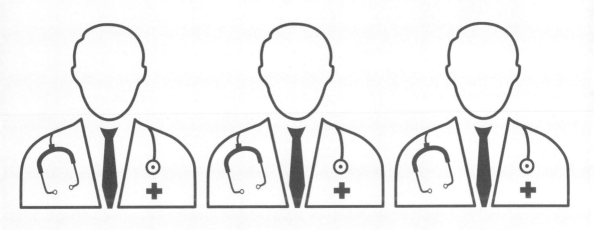

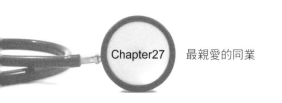

　　你真是可悲！曾幾何時，幾乎每個人都很信任醫生。曾幾何時，醫生還會認真為病人確認真相，即使真相不是病人想聽的。醫生本來會秉持相同的紀律和品格，來告知好消息和壞消息，但後來發生擾人的事情，醫生開始分心了，開始灰心了，不再全神貫注就罷了，甚至停止照顧病人。我們有些人不知不覺從療癒者和老師，變成大企業的開藥殭屍以及大藥廠的藥物推銷員；我會這麼清楚，是因為我也曾經誤入歧途好多年。我會警告病人不要吃種子和堅果，以免罹患大腸憩室炎；我也會警告病人不要曬太陽；更早之前，我還會叫病人少吃鹽，開高劑量的降血脂藥給病人吃。

　　但是記住了，親愛的同業：我們並不是在開藥，而是在行醫，我們應該與時俱進。你每年提供病人的建議和諮詢有沒有進步？（提示：知道更多大藥廠昂貴新藥的細節，並不是行醫品質提升的跡象。）

　　每一個精彩的故事，當然都有贖罪和寬恕的成分。病人盲目的尊敬你，百分百相信你，就算你說的與事實以及他朋友說的牴觸，仍堅持照著你的建議去做。你開的藥物和治療，以及你對真相漠不關心，你只想著發大財，都可能傷害病人。你很清楚自己的沮喪、懶惰和倦怠……曾經感受過的自豪，以及曾經享受過的自尊，都正在萎縮和瓦解。

　　你自己都痛恨不假思索的行醫風格，病人當然也不喜歡。現在病人開始覺醒了，因為其他保健領域有一些深思熟慮和能言善道的專家，不管是草藥還是針灸。網路讓病人更方便查詢有意義的醫療研究和知識，現在病人彈指間就可以比一流醫生做更多研究；無論你對此有什麼感覺，都是一件很好的事。如果你讀完最後這段話，有一點認知不協調，或者病人看診時拿網路文章來詢問你，你會有點不高興，那就是你的問題了。如果你還沒開始糾正過去的錯誤，不久之後，你和你的專業就會跟政客和二手車業務員一樣受人唾棄，你會失去專家和療癒者的頭銜，

大家只會覺得你狂妄又經常犯錯。一些沒受過醫學訓練的人在 YouTube 刊登的影片，都比你提供了更棒的營養和減重建議；每天都有各行各業的人刊登影片，他們比你更瞭解營養學和疾病預防，以及該如何依據營養和預防來解決人類問題。如果最後那段話惹怒了你，那樣很好，我就是要氣死你，狠狠打醒你，在你還沒毀了自己行醫這條路之前。

你在失去病人的信任。以前病人有健康問題，只有醫生可以問，只有醫生可以信。當時沒有網路，一般城鎮的圖書館書架上，也只有幾本老舊佈滿塵埃的醫學書籍和期刊。如果病人不相信醫生，唯一的選擇就是換一個醫生，通常還要特地跑去別的城鎮，但很可能還是聽到同樣的宣判，於是就塵埃落定了。只有那些財力雄厚的人，才可能到大醫院找大醫生求診，有可能聽到更好的消息或不同的治療計畫，但不總是那麼幸運。當時的醫生也不是無所不知，只是病人無從確認罷了。

現在不一樣了，病人在診間就可以拿起手機，上網查證你的診斷是否正確；你可能話都還沒說完，病人已經透過 Skype 和其他服務諮詢世界各地的專家。他們到家的那一刻，對病情診斷的理解就跟你不相上下，甚至有可能發現你根本不知道自己在說什麼。

在這個資訊越來越充分的環境，對醫生來說，是最可怕也是最令人期待的行醫時代，光是穿著白袍，把聽診器掛在肩膀上，並無法阻止病人查詢近乎即時的資訊。如果你以為自己可以安然度過從醫生涯，沒有人會發現你懶惰求知或停止照顧病人，那就大錯特錯了。如果你希望繼續被尊重，繼續發揮影響力，你的閱讀就要廣而深，不只是你的專科，還要跨足其他領域。你可以很確定的是，病人正在閱讀其他專家對其病況的意見，因為他們很在乎資訊。趕快清醒吧！凡是好的建議，病人並不在乎跟誰諮詢營養和健康，無論從你身上或從網路都一樣好，如果你不願意跟他們討論網路查到的資訊，幫他們過濾和補充，進而整合出一

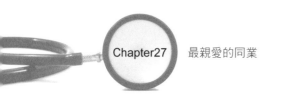

套可行的診斷結果，你將會變得跟 VCR 播放器一樣過時，跟庸醫一樣受人唾棄。然而，如果你選擇接受挑戰，就會跟病人建立互相尊重的良性關係，這才是醫生一直以來追求的目標，你也會受人信任和喜愛，兼顧顧問、專家和朋友的角色。

一切不會太遲。無論你現在有多麼沮喪和懶惰，有多麼盲目相信美國 XX 學會和最新藥廠資助研究的說法，都可以立刻轉彎，慢慢重返有意義的醫生良善事業。

如果你是專家，千萬不要盲目支持最新的療法，輕易用在病人身上；如果你是基層醫療醫生，千萬不要未經查證，就隨便輕信油嘴滑舌的藥廠業務，否則病人的健康和你的名譽都會受損。你可能仗著自己已乖乖遵守最新的醫事守則，不怕遭到專業制裁，但如果後來發現最新的醫事守則是烏龍一場，病人絕對會毫不留情的厭惡你，對你幻想破滅。你可能記不得病人是怎樣的人，但不管醫生做對事或做錯事，病人都會記得一清二楚。

如果是尚未證實的醫學觀點，千萬不要隨便跟病人說，一旦醫學謊言根深蒂固了，可能要花幾十年的時間才會從集體記憶消失。比方補充睪固酮會導致攝護腺癌的謊言。

想必你還記得，這個謊言從一九四〇年代開始流傳，因為是一位受人尊敬和信任的醫生提出來的。這個錯誤資訊很快就滲透到醫學教授和講師的腦子裡，他們很快的把這個謊言傳給醫學院學生（包括你在內），醫學院學生畢業後開始行醫，對更多人說這個謊，這個謬見很快就傳到媒體，媒體又透過電視或雜誌散播資訊。現在泌尿科專家大多明白睪固酮不會導致攝護腺癌，但一大堆醫生、病人和病人家屬仍持續相信著，這種醫學謊言損害了病人的生活和人際關係。下次給病人建議前，務必先用常識和科學研究確認過。

給醫學院學生的建議

　　醫學一年級生至四年級生（M1~M4）：你已經考上醫學院，你會希望自己每天有四十八小時可以用！我還記得自己坐在圖書館狹小的研究室，一直擔心我打盹一小時，藥理學就會學不好。我懂得你的痛苦，但千萬不要失去希望，你現在還沒有時間多方面廣泛閱讀，所以我想跟你分享一些祕訣，讓你畢業之後，更有機會成為快樂和成功的醫生。如果你可以吸收這些零碎的建議，應用到你現在和未來的生活，想必會成為更好的醫生。

　　首先，我們還沒有窮盡一切關於醫療、身體和心理的知識。你在教室聽課的時候，可能會以為自己把某個科目的重點都學會了，都記下來了，等著在下次考試大顯身手。你確實要注意聽課，用心考試，但也要記得你的教授是凡人，難免會犯錯，自以為上流，你又只顧著考高分，學好醫學，安然度過這個學期。

　　你聽到這裡，應該會很不安，充滿擔憂、壓力和期待，醫學訓練到頭來讓你成為不夠格的醫生。

　　幫助人過著最快樂和最健康的生活，應該是一個很棒的職業。相信我，你會希望自己成為很好的醫生，現在把我說的觀念記住，為你成功的行醫生涯做準備吧。

　　水蛭曾經是標準療程。我說這個是要提醒你，你所學的知識目前看似正確，但或許未來會淪為笑柄。美國最優秀的醫生曾經很自豪的用水蛭治療許多疾病；水蛭曾經是標準療程，如果當時有醫生大聲疾呼水蛭療法愚蠢又危險，可能會遭到驅逐。就算美國 XX 學會建議你該怎麼做，不該怎麼做，你也不應該把腦袋留在家，你本來就有責任捍衛病人的健康，幫助他們預防疾病，更何況現在各種醫事指南大多是在討好大

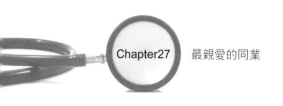

藥廠，或者幫大藥廠賺錢。有時候要你挺身糾正錯誤，還滿讓人心驚膽跳的，需要多一點勇氣，但你進入醫學界不就是要當英雄嗎？讓病人的生活變得更好嗎？

你的教授不是神，但也不要跟他在課堂對槓。課堂和醫學期刊總是把他們傳遞的知識捧得高高的，但其實你的教授和臨床講師都是凡人，都會犯錯。他們已經盡力了，但難免會在教育你的過程中重複醫學謊言。你務必提防這些謊言，但如果發現了也不要當場指正，一般來說，老師都不喜歡被糾正錯誤，尤其是在全班面前。我知道你很忙，根本沒時間做課外研究，如果講師教你一些違反常識或科學研究的東西，先把它記下來，等到你有機會再來好好研究它。

論文要從頭看到尾，不要只看結論。每當你讀到醫療新聞，覺得記者的論點很愚蠢，不用想也知道那位記者只看了醫學研究的結論就下筆。論文的結論是要幫讀者節省時間，而不是要幫助你制定醫療決策。當你開始閱讀醫學研究，注意看結論有多常跟研究發現不符，或者研究設計的瑕疵有多麼嚴重，以致產生有疑慮的研究結果。

永遠都要對矛盾提出質疑，但是態度要有禮貌。如果你覺得老師在課堂說的沒有道理，或者有違你的思考方式，那就先記下來，你可能沒時間立刻做研究，但以後你會有時間的，博學多聞的學者都是這樣的。你不應該看到講師穿著白袍，就傻傻的照單全收。當下你先找出矛盾，以後有時間再來指正。記住了，你要成為一位深思熟慮有智慧的醫學專家，而不是盲目追隨醫學教條的信徒。

你有責任搞清楚你說的東西。當你成為醫生，要對自己的專業建議負責任，也要為壞建議所造成的後果負責，所以你提出的醫學意見和邏輯務必無懈可擊。你不可以只是複述學到的東西，應該基於自己的思考和所學給出意見，這會有很大的不同。

給新科醫生的建議

醫學五年級生至九年級生（M5~M9）：如果你剛完成醫學院的學業，對未來會懷著遠大的想法和夢想。如果你正忙著住院醫生的職務，或者剛完成住院醫生訓練，現在的責任和未來的義務，將會佔滿你清醒的每分每秒。你待在這個圈子夠久了，開始發現有些主治醫生很厲害，但有些根本是廢物，你要做的就是不要讓自己變成廢物的主治醫生。我來給你一些建議，幫助你穿越醫學的迷宮。

你必須裝出你很清楚自己在說什麼，但也要永遠對此表達懷疑。在我行醫初期，一位尊敬的導師建議我「不讀則怠，不重讀則亡」。我知道這很難拿捏，如果要讓病人看到你的自信，讓他願意信任你，但一不小心就會變成幼稚自大，自以為無所不知。你未來行醫的路上，每天都要拿捏好這個分寸。醫生在病人面前自我懷疑，並無法激發病人的信心，但醫生裝得什麼都懂也很危險，這兩種行為都不宜。

病人尊敬醫生，不是因為他知道醫生有幾兩重。病人無法判斷你的實力，所以你給他們的印象就很重要了。一些最差勁的醫生，竟然被病人當成神來崇拜；相反的，有一些最聰明的醫生礙於自信不足，並無法激發病人對他們的信心。你應該巧妙融合大家對你的信心以及你對自己的懷疑，如此一來，病人會比較容易信任你，你也有動力持續精進臨床能力。為了你自己和病人，你要持續閱讀、研究和思考。

持續閱讀！我覺得這一點超級重要！你必須持續閱讀和學習，否則你的知識量和鑑別診斷深度會逐年萎縮。我們身邊很多老醫生已經荒廢閱讀很久了，只會幾種診斷方式，一直在開相同的藥，千萬不要成為那樣的醫生。

閱讀你的醫學專科以外的書籍。自己的專業絕對不能落後，但光

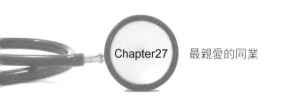

是這樣還不夠，我遇過一些最有意義的病例，都是因為受到自己曾經閱讀專業以外的資訊的幫助。為了真正幫助你的病人，你必須盡量多方閱讀，力求深度和廣度，不管你是基層醫療醫生或是專科醫生都要如此。

閱讀醫學以外的書籍。成為一個對所有領域都求知若渴的學生，當你的閱讀兼具深度和廣度，會形成一股強大的知識力量。唯有整合好幾個知識來源，才能夠做出困難的診斷。有時候關鍵就在於醫學以外的知識。記住了，人類的健康不可能跟世界其他面向切割，而是密不可分。

閉嘴專心聽病人說，診斷結果絕大多數都藏在裡面。我曾經聽過醫生會叫病人閉嘴，好讓他專心檢查和診斷病情，我聽到這種無知的言論還真是驚訝耶，起初還以為他在開玩笑，但他是認真的。醫生必須不斷精進檢查技巧，避免犯錯：最寶貴的工具就是向病人提問，專心聆聽他們的答案。你從聆聽所得出的病歷，便是做出診斷的關鍵，永遠不要忘記這一點。

你會忙得不可開交，認命吧！沒錯，醫生不該生病，醫生不該出錯，而且責無旁貸，一直都是這樣。每一件你簽上名字的事，都要負責。這就是你為什麼要把腦子填滿知識，把鑑別診斷清單累積得越長越好。

對年輕醫生的建議

醫學十年級生至十五年級生（M10~M15）：剛開始行醫的時候，有很多東西會爭奪你的注意力；你已經通過培訓，現在要設法成為病人的醫生；你的業務會發展得很快，讓你沒有時間思考其他事情；你想盡量擠出時間陪伴家人和朋友，但無論如何就是不夠。我來分享幾個觀念，可以讓你在忙碌的時候保持頭腦清楚。

持續閱讀！這不是你可以選擇的，你就是要掌握最新的重要醫學研究，你不可以沒有確認醫學研究，就隨便把病人的健康寄託在老同事的意見上。跟你共事的老醫生，就算他犯了錯，他還是對的。這個道理我以前總是學不會，但我現在學乖了；你不用糾正別人的模範，你只要管好你自己就夠了。你必須尊敬值得景仰的老醫生，即時他們犯了錯，一方面給予他們應得的尊敬，另一方面保護你的病人，避免受到這些錯誤所害。老同事犯了錯，你完全不用公開指正，你只要確定他犯的錯誤不會傷害你的病人。如果你沒有主動閱讀和思考，你會逐漸落後，對病人的治療也會過時。

成為醫療圈的領袖人物。 你會面臨更激烈的競爭，藥草學家、整脊專家、自然醫學家等另類醫療人員，都會爭取你病人的信任。一般人總是多相信另類醫療一些，而少相信醫生。你要試著接觸另類醫療人員，跟他們建立合作關係，才會成為病人醫療照護的主導者。如果病人每次問起另類醫療，都會受到你的嚇唬和恐嚇，就不會再回去你的診所，你就沒有機會去證明其他人都是錯的，只有你是對的。不妨去跟另類醫療人員合作，並且成為主導者，否則你會被淘汰。

從財務面來建構和鞏固你的行醫之路。 如果手頭很緊，你做醫療決策就容易考慮自己的收入，會為了付清你的全血細胞計數機，一天到晚開給病人全血細胞計數檢查，所以要盡量讓自己財務獨立，臨床治療才會不偏不倚，為病人做的決策才不會有偏見。

對老醫生的建議

醫學十五年級生以上（M15+）：你行醫這條路還算成功，這些年

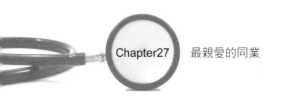

來，無論病人帶著什麼問題來找你，你大致都有辦法解決。只要聽病人說幾句話，就知道該怎麼診斷和治療，但你還是要保持禮貌，讓病人說完，再來說明診斷結果和治療計畫。你必須提醒自己，就算斑馬有多麼稀有，仍無法排除你聽到的馬蹄聲有可能是出自斑馬。這對於你和你的病人都是很危險的時期。

如果你覺得自己的學生生涯結束了，醫生生涯想必也會結束。我為什麼喜歡說醫學幾年級生呢？這是為了提醒我自己，我還是學生（我寫這本書的時候是醫學二十一年級生）。我還在學習，不只是鑽研細節，還要探索醫學、營養學和保健的新觀點。

我親愛的同業，你永遠都會跟醫學一年級生的時候一樣，很需要閱讀和重讀。如果你自以為窮盡了醫學知識，該知道的都知道了，就有可能會傷害你治療的病人。你會容易自滿（懶惰）、倦怠（無聊）、過勞（玩完了），再也無法質疑根深蒂固的事實和新刊登的研究。堅強一點吧！老師的頭銜是你自己選擇的，但如果不持續學習，你就無法當個好老師。我的意思不是遵守監管機構的最新醫事指南，而是要去質疑長久以來的基本觀念和新的醫事指南。

病人大多相信，醫生的資歷越高就越厲害，但我們都知道事實不一定如此，對吧？前提是醫生會持續閱讀、研究和思考。當你開始停止閱讀自己專業和以外的知識，就越沒有資格當醫生；病人和護理師不一定看得出來你停滯不前或退步，但你我都心知肚明。醫生並沒有實質的管道來獲得有意義的社會反饋或同業反饋，所以無法一直走在正確的道路上；資深的醫生容易虛張聲勢、自以為是、談笑風生，讓聽的人誤以為他很厲害，但不表示他真的知道什麼鬼！

醫學界也有很多運籌帷幄，如果你想做對的事，可能會惹禍上身，因為正確的觀念看起來太激進，或者與目前的作法相違背。請不要成為

製造問題的人，盡量遠離黑暗，挺身解決問題吧。受人尊敬的資深醫生們，在此禮貌的提供你幾個建議。

持續閱讀。如果黃斑部退化悄悄偷走你的視力，那就開始學點字吧，無論你當到哪個層級，閱讀都是必要的。無論你年紀多大或職位多高，如果你有做好本份，書本和期刊絕對會佔據你大多數時間。就連快要退休的醫生，對病人仍有持續閱讀到最後一天的責任。

搞清楚醫事守則，但不要盲從。我敢打賭兩百年前，美國水蛭醫學會也曾經針對醫療用的水蛭頒布醫事守則，每一個醫生手上都有一份，乖乖照著做。如果醫生偏離這些同儕評審的守則，有可能遭到主管機關的審查或懲戒。

這個例子聽起來很荒謬吧？好吧，我們把協會和治療名稱換一下。美國心臟協會針對降血脂藥頒布使用守則，每一個醫生手上都有一份，乖乖照著做。如果醫生偏離這些同儕評審的守則，有可能遭到主管機關的審查或懲戒。同樣的故事，不同的角色，問題是無論水蛭或降血脂藥，都是不明智的治療方式，就算經證實是愚蠢的作法，仍有好長一段時間被奉為標準療程，不僅對一般病人無益，還充滿危險的副作用。

這就告訴我們，你只要掌握最新的醫事守則，但不要盲從。降血脂藥的醜聞不應該持續數十年，如果有醫生持續關注最新研究和提問，明明就可以盡快終結這個謊言，不會導致無數的病人受苦，數十億的金錢浪費在對一般病人無效的藥物上。你不禁會去想：自己還有開了哪些不明智的藥方？思考和勤查文獻是你一直該做的事情！

病人愛你也信任你，你為了他們，一定要盡量做正確的事情。我一直把病人看成自己的孩子，有些人聽了不以為然，但這樣想會督促我自己和我的頭腦，也會讓我秉持極高的標準。舉例來說，如果美國心臟學會說，大藥廠最新的藥物會降低什麼疾病的風險，但是當你讀完實際

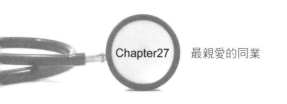

Chapter27　最親愛的同業

研究，卻發現大藥廠收買了美國食品藥物管理局的老大，透過特殊處置影響了最終建議。你該怎麼做呢？如果病人在你心中沒有佔據特殊的位置，那你可能會說，「我怎麼敢質疑那些大人物呢？我只是小鎮醫生，勉強及格就好。」

這番說詞似乎可以說服你，但你是在放棄你應該負的責任，極為可恥。沒錯，你會左右為難，如果不遵守醫事守則可能會有麻煩，那該怎麼辦呢？當我把病人當成自己的孩子，才不會稀罕主管機關的醫事守則呢！這意思是說，我不會因為大藥廠怎麼說，就隨便給病人吃充滿副作用的藥丸，既然我不會給孩子吃這種東西，也不會給病人吃。

親愛的同業，認真的閱讀、思考、授業和治療。我們來共同復興現代醫學，而不是讓它走向滅亡。

Smile71

Smile71

Smile71

Smile71